Schriftenreihe der Deutschen Gesellschaft für bürgerorientierte Gesundheitsversorgung e.V. (DGbG)

E. Schmid | J. N. Weatherly
K. Meyer-Lutterloh
R. Seiler | R. Lägel

Patientencoaching
Gesundheitscoaching
Case Management

Methoden im Gesundheitsmanagement
von morgen

 Medizinisch Wissenschaftliche Verlagsgesellschaft

Schriftenreihe der Deutschen Gesellschaft für bürgerorientierte Gesundheitsversorgung e.V. (DGbG)

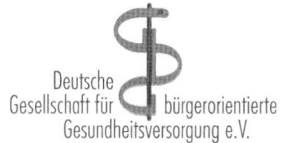

Deutsche
Gesellschaft für   bürgerorientierte
Gesundheitsversorgung e.V.

E. Schmid | J. N. Weatherly
K. Meyer-Lutterloh
R. Seiler | R. Lägel

Patientencoaching Gesundheitscoaching Case Management

Methoden im Gesundheitsmanagement von morgen

Medizinisch Wissenschaftliche Verlagsgesellschaft

Deutsche Gesellschaft für bürgerorientierte Gesundheitsversorgung e.V. (DGbG)
Hauptstr. 28–30
D- 86926 Greifenberg
www.dgbgev.de

MWV Medizinisch Wissenschaftliche Verlagsgesellschaft OHG
Zimmerstraße 11
D- 10969 Berlin
www.mwv-berlin.de

ISBN 13: 978-3-939069-29-4

Bibliografische Information der Deutschen Nationalbibliothek
Die Deutsche Nationalbibliothek verzeichnet diese Publikation in der Deutschen Nationalbibliografie;
detaillierte bibliografische Informationen sind im Internet über http://dnb.d-nb.de abrufbar.

Lektorat und Projektmanagement: Monika Laut-Zimmermann, Berlin
Produktmanagement: Nina Heinlein, Berlin
Satz und Layout: Elena Frecot, eScriptum GmbH & Co KG – Publishing Services, Berlin
Grafiken: Ivo Hartz, eScriptum GmbH & Co KG – Publishing Services, Berlin
Printed in Germany

Zuschriften und Kritik an:
MWV Medizinisch Wissenschaftliche Verlagsgesellschaft OHG, Zimmerstraße 11, D- 10969 Berlin, lektorat@mwv-berlin.de

Autoren

Dr. med. Elmar Schmid
Facharzt für Allgemeinmedizin
Präsident der Deutschen Gesellschaft für
bürgerorientierte Gesundheitsversorgung e.V.
(DGbG)
Leonrodstr. 20
D- 80634 München

Dr. John N. Weatherly
Geschäftsführer der NEWSTAND gGmbH
Management Akademie
Genter Str. 63
D- 13353 Berlin
und
Ltd. Geschäftsführer des Vita e.V.
Genter Str. 63
D- 13353 Berlin

Dr. med. Klaus Meyer-Lutterloh
Ehrenvorsitzender des Bundesverbandes
Managed Care e.V. (BMC)
Vizepräsident der Deutschen Gesellschaft für
bürgerorientierte Gesundheitsversorgung e.V.
(DGbG)
Reinhardtstr. 29 b
D- 10117 Berlin

Rainer Seiler
Leiter Marktstrategie
ratiopharm GmbH
Graf-Arco-Str. 3
D- 89079 Ulm

Ralph Lägel, MBA
Manager Gesundheitswesen
Janssen-Cilag GmbH
Raiffeisenstr. 8
D- 41470 Neuss

Co-Autoren, die als Teilnehmer von Workshops
der Deutschen Gesellschaft für bürgerorientierte
Gesundheitsversorgung e.V. (DGbG) in die
inhaltliche Entwicklung eingebunden waren:

Prof. Dr. Dr. Dr. h.c. mult. Dieter Adam,
Wilfried Bridts, Annette Günzel,
Dr. Bernd Hindringer, Dr. Erwin Hirschmann,
Friedrich Nebl, Dr. Peter Paskuda,
Dr. Silvia Petak-Opel, Dr. Irmgard Pfaffinger,
Walter Roehrer, Axel Schmidt, Wolfgang Weigl,
Dr. Hermann Vogel

Vorwort

Case Management, Patienten- und Gesundheitscoaching könnten neue Berufsbilder sein, so die Mitglieder der Deutschen Gesellschaft für bürgerorientierte Gesundheitsversorgung, DGbG (ehemals Verein für integrative Patientenversorgung, ViP). Wir schätzten es sehr, auf die Mitarbeit vieler namhafter Co-Autoren zurückgreifen zu dürfen. In zahlreichen Workshops, die professionsübergreifend über mehrere Tage durchgeführt wurden, kristallisierte sich ein Konzept heraus, das sehr wohl als neues Berufsbild verstanden werden kann. Apotheker, Ärzte, Pflegedienst, Krankenkassen, Teilnehmer aus der pharmazeutischen Industrie, Patientenvertreter, Steuerberater und Rechtsanwälte gaben ihren Input zu diesem komplexen Thema. Für die Zusammenarbeit, die dieses Buch ermöglichte, bedanken wir uns herzlich.

Viele Personen haben zur Entstehung dieses Werkes beigetragen. Unser Dank gilt dem Verleger Dr. Thomas Hopfe und dem ganzen Verlagsteam, das uns immer gern und mit viel Geduld Verlagswissen übermittelt hat. Unser ganz besonderer Dank gilt Frau Monika Laut, die unsere Texte Korrektur las. Für die Unterstützung bei der Grafikgestaltung bedanken wir uns bei dem Team von eScriptum.

Die Realisierung dieses Buches wäre ohne die Unterstützung unserer Sponsoren nicht möglich gewesen. Für ihre großzügige Hilfe bedanken wir uns bei den Unternehmen MSD, Janssen-Cilag und HEXAL.

Dieses Buch wäre nicht entstanden, wenn unsere Familien uns keine Zeit zum Schreiben gegeben hätten. Ein besonderer, liebevoller Dank für Euer Verständnis.

Die Arbeit an diesem Werk hat uns sehr viel Freude gemacht, so dass wir demnächst wieder ein Thema aufgreifen werden, das sich speziell mit der patientenorientierten, medizinischen Versorgung beschäftigt. Dass uns die Themen nicht ausgehen, dafür sorgt eine Politik, die das bisherige Gesundheitswesen stark verändert. Auch wenn nicht alles erfreulich ist, zeigen viele Veränderungen sehr positive Seiten. Daher auch ein Dank an die Politik, die Themen, Visionen und Konzepte ermöglicht.

Dr. Elmar Schmid
Dr. John N. Weatherly
Dr. Klaus Meyer-Lutterloh
Rainer Seiler
Ralph Lägel

Inhalt

Einführung   **1**

1 Warum braucht das deutsche Gesundheitswesen Patientencoaching, Gesundheitscoaching und Case Management?   **7**

1.1 Die Ausgangslage _____ 8

1.2 Der Einfluss des individuellen gesundheitlichen Verhaltens der Bürger _____ 11

1.3 Vom Objekt der Medizin zum verantwortlichen „Gesundheitsbürger" _____ 14

1.4 Coaching vor dem Hintergrund der Trends und strukturellen Entwicklungen im Gesundheitswesen _____ 15

1.5 Neue Gesetzliche Regelungen im GKV-Wettbewerbsstärkungsgesetz (GKV-WSG) mit Bezug zum Patientencoaching und zum Case Management _____ 16

1.6 Trend zum Empowerment und zur Partizipation _____ 19

1.7 Coaching im privatisierten „zweiten Gesundheitsmarkt" _____ 20

1.8 Fazit _____ 23

2 Patientencoaching, Gesundheitscoaching und Case Management – Definitionen   **25**

2.1 Der Patient – größere Bedeutung als früher _____ 25

2.2 Coaching des Patienten von heute _____ 26

2.3 Patientencoaching und Case Management _____ 27

2.4 Das Gesundheitscoaching _____ 28

2.5 Was Coaching nicht sein kann _____ 29

3 Patientencoaching, Gesundheitscoaching und Case Management im Brannenburger Modell   **31**

3.1 Entstehungsgeschichte und Ziele _____ 31

3.2 Die Struktur des Modells _____ 32

3.3 Coaching-Konzepte im Brannenburger Modell _____ 35

4 Nutzen und Aufgaben des Patientencoachings und Case Managements im Gesundheitswesen   **37**

4.1 Der persönliche Nutzen für die Patienten ist der Kern des Patientencoachings   37

4.2 Das Wohl des Patienten ist das originäre Ziel seines Handelns _____ 37

4.3 Von der Ärzteschaft benötigt der Coach Akzeptanz _____ 39

4.4 Krankenhäuser – der Patientencoach als Schnittstelle zum ambulanten System _____ 41

4.5	In seinem Tun dient der Patientencoach der ökonomischen Wertschöpfung	41
4.6	Der öffentlichen Hand und der Politik schafft der Patientencoach zufriedene Wähler	42
4.7	Die Aufgaben ergeben sich aus dem Nutzen	43
4.8	Grundbedingungen der Arbeit des Patientencoachs	50
4.9	Gefahren für den Coach	52
4.10	Die Ethik ist Grundlage des Vertrauens	53
5	**Die Bedeutung von Patientencoaching**	**55**
5.1	Einführung	55
5.2	Effizienzsteigerung durch Integration	56
5.3	Prävention als wesentlicher Aspekt des Patientencoachings	58
5.4	Verbesserung der Motivation	62
5.5	Sektoren nach Krankenklassen und Altersstufen der Bevölkerung	64
5.6	Wirkung seiner Tätigkeit	65
5.7	Die Bedeutung von Case Management	72
5.8	Bedeutung von Gesundheitscoaching	80
5.9	Fazit	84
6	**Der Coach – Integrationsfaktor oder Konkurrenz?**	**85**
6.1	Abschied von der Vergangenheit	85
6.2	Echte Konkurrenz kann es nur unter Gleichen geben	89
6.3	Die Frage der Kernkompetenzen entscheidet	91
6.4	Von Integration profitieren alle	94
7	**Was läuft bisher in der Praxis – eine beispielhafte Auswahl**	**97**
7.1	Das Projekt Gemeindeschwester	97
7.2	MARVECS-Service-Teams: Unterstützung für den Arzt plus Entlastung für das Gesundheitssystem	99
7.3	Case Management im mammaNetz Augsburg	101
7.4	Patientenbegleiter der Krankenversicherungen	104
7.5	Ein Blick in die Schweiz – das Patientenforum	107
8	**Transfer der Idee Patientencoaching in die Praxis am Beispiel neuer Versorgungsformen**	**111**
8.1	Einführung	111
8.2	Segmente und Einsatzbereiche der Patientencoachs	113
8.3	Finanzierung der Patientencoachs	115

8.4   Diseasebezogenes Patientencoaching am Beispiel von Diabetes mellitus ____   121

8.5   Der Patientencoach im Einsatz in der Integrierten Versorgung
       in einem populationsbezogenen Verbundmodell _____   124

9   Die Ausbildung der Patientencoachs   **133**

9.1   Einführung _____   133

9.2   Anforderungsprofil der Patientencoachs _____   135

10   Qualitätssicherung und Akkreditierung   **143**

10.1   Patientencoaching braucht Qualitätsmanagement _____   143

10.2   Curricula, Ausbildung und Prüfung _____   146

10.3   Akkreditierung und Zertifizierung _____   156

11   Wo geht die Reise hin?   **157**

11.1   Auf dem Weg ... _____   157

11.2   ... zu Managed Care_____   159

12   Bürgerorientierung als Zukunftsaufgabe im Gesundheitswesen   **163**

Glossar   _____   168

Autoren   _____   175

Einführung

Es gibt wohl kaum jemanden, der optimierte Prozessabläufe, bessere Planungen oder Kosteneinsparungen im Gesundheitswesen nicht als unverzichtbar ansieht. Zu wünschen ist es, dass dabei Patienteninteressen, Patientenbedürfnisse oder -nöte am Anfang aller Überlegungen stehen, wenn neue Ideen, bessere Konzepte oder neue Produkte erarbeitet werden.

Als im Jahr 2001 der Verein für integrative Patientenversorgung (ViP) – seit 2007 Deutsche Gesellschaft für bürgerorientierte Gesundheitsversorgung (DGbG e. V.) – das sogenannte „Brannenburger Modell" entwickelte, baute er ein Versorgungsunternehmen um den Patienten herum auf, das heute als das theoretische Modell für den Aufbau von medizinischen Versorgungszentren in Deutschland gilt. Auch für Netze und Gesundheitsverbünde hat sich dieses Modell als virtuelle Aufbaustruktur hervorragend bewährt und wurde beispielsweise im Patient-Partner Verbund verwirklicht. Dieses „Brannenburger Modell", benannt nach dem ersten Treffpunkt einer professionsübergreifenden Arbeitsgruppe in Brannenburg in Oberbayern, geht vom Patienten mit seinen Interessen und Bedürfnissen aus. In diesem Modell wird vom Systemzugang des Patienten ausgegangen und die Leistungserbringer nach dessen Bedarf hinzugefügt. So entstand eine Versorgungsstruktur, deren Abläufe durch betriebswirtschaftliches und medizinisches Management gesteuert werden.

Doch bald zeigte sich, dass jeder Patient individuelle organisierte Zugangsmöglichkeiten braucht, um mit diesem System in Verbindung zu treten. Auch wie er sich darin zurechtfinden soll, bedarf einer neuen und innovativen Struktur. Einmal in diesem neuen Versorgungssystem angekommen, heißt ja noch lange nicht, dass sich dieses transparent und verständlich für den Patienten darstellt. Wie werden die Kontakte im neuen System so hergestellt, dass sich die Patienten auch angenommen fühlen? Wie wird auf individuelle Bedürfnisse eingegangen? Wie wird Sicherheit und Vertrauen vermittelt?

Zuerst wurden die Zugangsmöglichkeiten zum „Brannenburger Modell" analysiert, die sich dem Patienten bieten könnten. Hier erwiesen sich Informationsplattformen im Internet oder in anderen Medien als geeignet. Außerdem müssen Hausärzte als erste Ansprechpartner implementiert werden, die den Patienten medizinisch organisieren und ihn entweder selbst behandeln oder ihn durch Diagnostik und Therapie führen. Ergänzend sah die Arbeitsgruppe ein Callcenter als geeignete Informations- und Organisationsbasis an, wenn via Telefon und/oder weiterer elektronischer Medien vom Patienten Kontakt gesucht wird.

Aber wie wird wirklich Kontakt für Informationen und Begegnung im neuen System hergestellt, sodass sich die Patienten auch als Menschen angenommen fühlen?
Wie wird auf individuelle Bedürfnisse eingegangen?
Wie wird Sicherheit und Vertrauen vermittelt?
Wie kann sich ein komplexes Gesundheitswesen für einen Rat suchenden Menschen so darstellen, dass es transparent wird?

Die Arbeitsgruppe fand eine Lösung, die 2001 auf dem deutschen Gesundheitsmarkt kaum anzutreffen war und bis heute nur in wenigen Modellen patientenorientiert umgesetzt wird. Ein neues Berufsbild kristallisierte sich heraus, das die Experten als einzige individuell einsetzbare Möglichkeit erkannten, dem Patienten Hilfe und Unterstützung an die Hand zu geben. Es soll ein Berufsbild an das versorgende System gekoppelt werden, welches das Coaching des Menschen in diesem System übernimmt. Diese Unterstützung kann viele Facetten beinhalten, die auf die Bedürfnisse jedes einzelnen Patienten abgestimmt sein müssen. Nur so gelangt der Patient an Kenntnisse und an Möglichkeiten des eigenen Handelns und an Entscheidungssicherheit, wenn Transparenz, Information und Hilfen für ihn vor- und aufbereitet präsentiert werden.

Aus diesem Grund nimmt der Patientencoach eine zentrale Stellung im „Brannenburger Modell" ein und dient hier als Offerte für den Zugang und als Wegbegleiter für Patienten in einem neuen Versorgungssystem.

Dieses neue Berufsbild ist eine wesentliche Ergänzung der sozialen und im Gesundheitswesen tätigen Berufe. Gerade in Deutschland, wo Veränderungen das System immer komplizierter werden lassen, wo Eigenbeteiligung, Selbstverantwortung, Wahlfreiheit und eigenes Handeln der Patienten immer wieder proklamiert werden, müssen Hilfen und Unterstützung für Patienten eingefordert werden. Die Wahl der richtigen Versorgung und der Versicherung wird immer schwieriger. Die Informationen sind oftmals einseitig geprägt und ermöglichen kaum mehr eine objektive Auswahl. Der Wettbewerb der Kostenträger bedient sich immer mehr des Marketings, wie aktuell der Wahltarife. Die medizinischen Angebote entwickeln sich zu Geschäften und die finanziellen Angebote und Ressourcen überdecken den Bedarf und die Notwendigkeiten. Aus einem umworbenen neuen Versicherungsmitglied und Beitragszahler wird schnell ein Kostenfaktor und ungeliebter Leistungsnehmer. Ein entgleisendes System, in dem Übersicht und Transparenz kaum mehr zu realisieren sind, wird den Patienten vor mehr, für ihn jedoch unlösbare Wahlfreiheit stellen. Hier müssen Medizin und Organisation in ihrer Information für den Patienten ansetzen.

Der Coach kann nicht Ärzte und herkömmliches medizinisches Fachpersonal ersetzen, aber er kann aufzeigen, welche Angebote für den jeweiligen individuellen Bedarf geeignet sind. Er wird die Angebote sortieren und die Zugangswege aufzeigen. Wo kann sich der Patient informieren, welche Informationen gibt es und sind diese objektiv, welche Information ist für wen geeignet? Diese Fragen brauchen Klärung.

Darum beschäftigt sich dieses Buch mit Berufsbildern, die das Coachen von Patienten übernehmen könnten. Es zeigt auf, welche Modelle heute bereits angeboten werden, wie der Patientencoach definiert ist und welche Ausbildung er benötigt, um kompetent zu sein.

Die Autoren und Co-Autoren dieses Buches, die bereits in der Entwicklung des „Brannenburger Modells" zusammengearbeitet haben, wollen dem Leser das Coaching des Patienten, aber auch das Coachen von Gesunden und das Case Management nahebringen. Sie kommen aus allen Bereichen des Gesundheitswesens und beschäftigen sich mit Entwicklung und Umsetzung von neuen Versorgungsformen.

So ist dieses Buch für alle geschrieben, die sich mit der Planung und dem Aufbau von Gesundheitsunternehmen beschäftigen und Krankenhäuser, Medizinische Versorgungszentren oder Ärzte-Netze leiten. Interessant ist es ebenso für Akademien, die soziale Berufe ausbilden, wie auch für Industrien, Gemeinden und Parteien, die mit aufgeklärten und organisierten Patienten umgehen wollen. Jeder, der mit dem Patienten oder in dessen

Umfeld tätig ist, trägt die soziale Verantwortung, dass sich ein Patient richtig informieren und frei entscheiden kann. Ein dirigistisches, beschnittenes Angebot je nach Staatsräson wäre fatal und in demokratischen Systemen nicht denkbar.

Auch in der Prävention sind Entscheider gefragt, die den Menschen in diesem Gesundheitswesen nicht alleine lassen wollen. Coaching bringt eine entscheidende Chance, dieses Gesundheitswesen positiv zu beeinflussen. Das Angebot ist bereits heute so dicht, dass ein Vergleichen und Abwägen für jeden Einzelnen unüberschaubar ist. Hier sind Experten gefragt, die objektiv dem Ratsuchenden zur Seite stehen. Das Gesundheitscoaching ist die Basis, einen ausufernden Gesundheitsmarkt so zu beschränken, dass er für den Nutzer wieder transparent wird. Volkskrankheiten können verringert und Kosten als positiver Effekt für eine steigende Volksgesundheit gesenkt werden. Vorsorge beginnt in der Eigenverantwortung und in der Initiative, Aktivität zu entfalten. Wenn Patienten mehr Selbstverantwortung übernehmen und vor der Selbstverständlichkeit der Anspruchnahme von Leistungen die Selbstreflexion anwenden sollen, benötigen sie in vielen Fällen Hilfe. Soziales prospektives Verhalten vor Inanspruchnahme sozialer Hilfestellungen ist ein Lernprozess. Hier Anleitung, Unterstützung und sachliche Information zu erhalten, ist Zweck des Gesundheitscoachings.

Das Case Management, eine Variante des Patientencoachings, orientiert sich am Fall in einem Prozessmanagement und ist durch das detaillierte Management auch für dieses Buch erwähnenswert, zumal manchmal die Grenzen zum Patientencoach fließend sind. Das Case Management ist die Anleitung und Begleitung eines Menschen in seiner Krankheit. Es ist ausgezeichnet geeignet, den Patienten Zeit und Kosten sparend durch die Diagnostik und Therapie seiner Erkrankung zu führen. Es vermittelt dem Patienten ein Gefühl der Sicherheit und Transparenz über die Abläufe der Behandlung. Findet ein Case-Mix statt, wird aus dem Case Management mit fließenden Übergängen das Patientencoaching, das weitreichender wirkt und umfassender agieren muss. Das Case Management ist eine Spezialdisziplin des Patientencoachings, ohne das dieses Buch nicht umfassend wäre, auch wenn dieses Thema sicher nur gestreift werden kann. Im Buch werden diesen Überlegungen folgend viele Inhalte, die allen drei Berufsfeldern eigen sind, unter dem Oberthema Patientencoaching bearbeitet. Nur an den Stellen, wo Abweichungen oder Vertiefungen zwingend namhaft gemacht werden müssen, erfolgt der weitere Ausbau in die Bereiche Case Management und Gesundheitscoaching.

Management, Qualität, Unabhängigkeit und Standards werden notwendig sein, wenn ein neues Berufsbild in ein bestehendes System eingebunden wird und die nötige Akzeptanz finden soll. Dieses Buch soll ein Beitrag sein, den Weg für einen patientenorientierten Support mit vorzubereiten.

Es ist jedoch auch ein Appell an jene, die dieses Gesundheitswesen gestalten, das Entstehen dieses sehr wichtigen Berufsbildes kritisch zu begleiten und die Qualität mit zu sichern. Vor allem soll es ein Aufruf sein, aktiv an der Akzeptanz, der Gestaltung und der breiten Einführung des Patientencoachings mitzuwirken.

Dr. Elmar Schmid

Präsident Deutsche Gesellschaft für bürgerorientierte Gesundheitsversorgung e.V. (DGbG)

1 Warum braucht das deutsche Gesundheitswesen Patientencoaching, Gesundheitscoaching und Case Management?

Berufe kommen und gehen, wie sie gebraucht werden. In den Zeiten der Postkutsche beispielsweise bemühten sich Huf- und Wagenschmiede um die Gefährte. Heute im Zeitalter der Kraftwagen benötigt die Fertigung völlig andere Qualifikationen als damals. Dieser Grundsatz der Bedarfsabhängigkeit von Berufsbildern lässt sich auch auf das Gesundheitswesen übertragen und insofern auf das Thema dieses Buches. Im Fokus dieses Kapitels stehen die Funktionen Patientencoaching, Gesundheitscoaching und Case Management. Die sich daraus ableitenden Berufsbilder Patientencoach und Case Manager(in) sowie deren Ausbildung werden in späteren Kapiteln behandelt. Wir setzen voraus, dass die Funktionen des Coachings und des Case Managements nur von solchen Personen ausgeübt werden sollen, die für solche Aufgaben qualifiziert sind.

Das Coaching im Sinne dieses Buches zielt im Gesundheitswesen auf eine der wichtigsten und bisher unzureichend genutzten und geförderten Ressourcen: das individuelle gesundheitliche Verhalten der Bürger. Dabei wird sowohl deren medizinisch wie auch ökonomisch sinnvolles Verhalten als auch deren bessere Orientierung im schwer durchschaubaren Spektrum der Angebote angestrebt. Zwei zueinander in Beziehung stehende Aspekte sind dabei zu beachten: zum einen die Interessenslage des einzelnen Versicherten und Patienten, zum anderen die Erfordernis der Effizienz des überwiegend solidarisch finanzierten Gesundheitssystems. Coaching setzt beim Individuum an und hat dabei gleichzeitig Auswirkungen auf das Gesamtsystem. Aus Systemsicht ist Patientencoaching von Interesse, wenn damit strukturelle Mängel überwunden werden.

Während beim Coaching mehr auf die Aktivierung der individuellen Kräfte der Selbsthilfe und des Selbstmanagements gesetzt wird, steht beim Case Management die Lotsenfunktion entlang konkreter und genau definierter Behandlungsprozesse im Vordergrund. Lotsenfunktion bedeutet in der Seefahrt die vorübergehende Übernahme der Kapitänsrolle auf einer bestimmten Strecke. Auf das Gesundheitswesen übertragen handelt es sich um eine zeitlich begrenzte Führungsfunktion, die sich in der Regel an Behandlungsanlässen und -zielen sowie Behandlungsleitlinien orientiert und dabei Schnittstellen zwischen Sektoren und Organisationen schafft.

1.1 Die Ausgangslage

1.1.1 Steigender Versorgungsbedarf und Finanzierungsprobleme

In welchem Umfang werden nun diese Funktionen im Gesundheitswesen benötigt? Die Antwort ergibt sich aus einer Bestandsaufnahme des Gesundheitswesens 2007. Augenfällig ist dabei das Delta zwischen dem steigenden Versorgungsbedarf und den solidarisch und von der öffentlichen Hand aufgebrachten Mitteln. Dieses Dilemma der Knappheit ist ein bestimmendes Merkmal des Gesundheitswesens – nicht nur in Deutschland sondern auch in anderen Industriestaaten (s. Abb. 1).

Wir verfügen über moderne und leistungsfähige Angebote. Der medizinische Fortschritt und die überwiegend günstigen Lebensbedingungen haben erfreulicherweise zu steigenden Lebenserwartungen geführt. Parallel dazu nimmt die absolute Bevölkerungszahl mit einem immer geringer

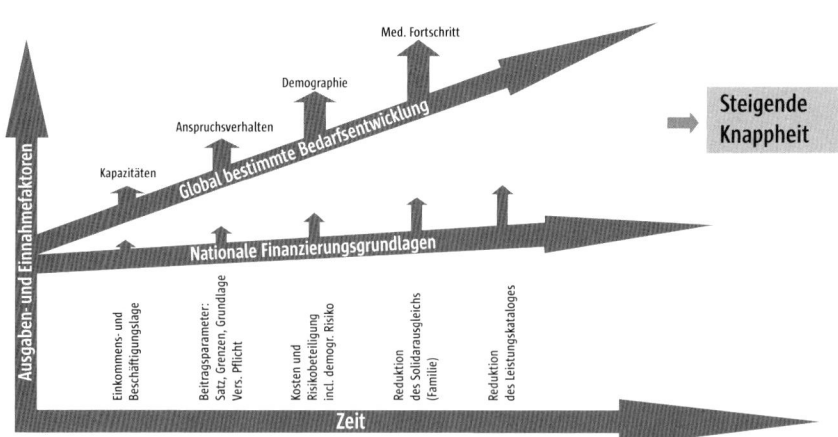

Abb. 1   Finanzierungsdilemma im Gesundheitswesen der Industriestaaten unserer Tage; mit freundlicher Genehmigung des IfG Institut für Gesundheitsökonomik

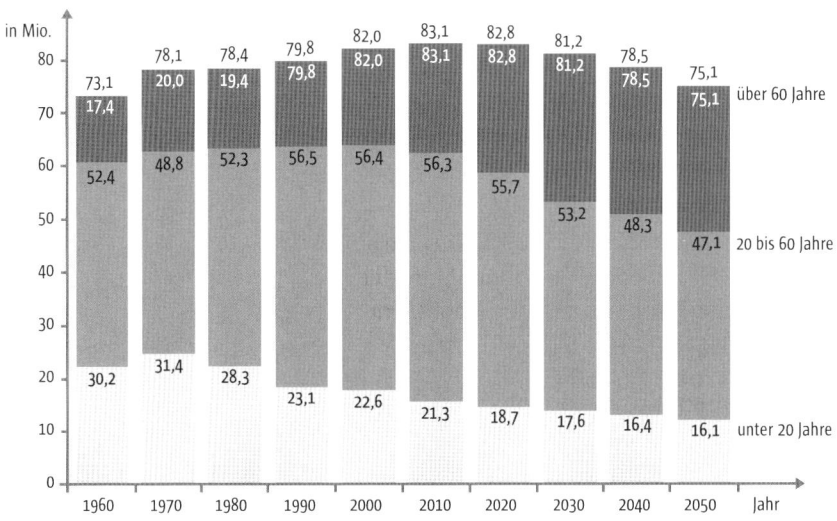

Abb. 2   Bevölkerungsstruktur und Altersstruktur: Bevölkerung in absoluten Zahlen und Altersgruppen in Prozent, Deutschland 1960 bis 2050; Quelle: Statistisches Bundesamt, Stand: 11.2004

werdenden Anteil von Menschen im erwerbsfähigen Alter ab (s. Abb. 2). Den sich daraus ableitenden rückläufigen Einnahmen der gesetzlichen Krankenkassen steht ein steigender Leistungsbedarf je Versichertem gegenüber. Denn mit zunehmendem Alter nehmen statistisch gesehen die jährlichen Krankheitskosten überproportional zu (s. Abb. 3).

Der rasante technisch-medizinische Fortschritt hat zwei gegenteilige Aspekte. Einerseits werden die diagnostischen und therapeutischen Möglichkeiten erweitert und deren Qualität verbessert. Den Patienten wird dadurch häufig ein längeres Leben bei besserer Gesundheit ermöglicht. Andererseits werden medizinisch-technische Innovationen im Gegensatz zu anderen Wirtschaftsbranchen zumeist nicht substituierend, sondern komplementär eingesetzt. Somit fördert der medizinisch-technische Fortschritt nicht nur die Leistungsfähigkeit des Gesundheitswesens, sondern erhöht auch potenziell dessen Kosten.

1.1.2 Intransparenz

Eine der Schwächen des deutschen Systems ist dessen Intransparenz. Wenn Patienten an den Schnittstellen zwischen den unterschiedlichen Versorgungsebenen alleingelassen werden, wenn ihre Kenntnisse über unterschiedliche Versorgungsstrukturen und Vertragsformen sowie gegebenenfalls unterschiedliche Wahltarife unzureichend sind, wenn sie aufgrund des Sachleistungsprinzips nicht die Kosten ihres Arztbesuchs kennen und sie

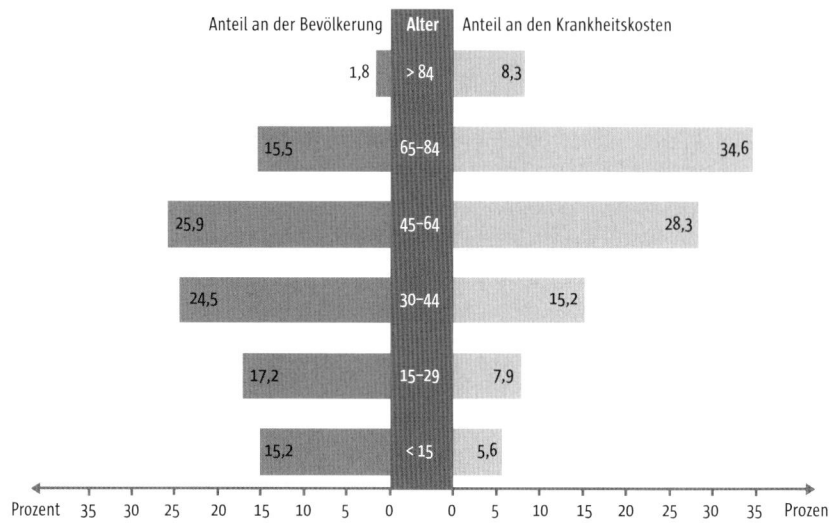

Abb. 3   Jährliche Krankheitskosten pro Person nach Alter: durchschnittlicher Kostenanteil in
Prozent, Deutschland 2002; Quelle: Statistisches Bundesamt, Stand: 11.2004

möglicherweise nicht professionell geführt oder sachgerecht informiert
werden, liegen die Konsequenzen auf der Hand: Sie nehmen die Angebote
unkoordiniert in Anspruch, was auch bei ungeeigneten oder schädlichen
Maßnahmen zum eigenen Nachteil werden kann. Dabei kann es aus Patien-
tensicht rational erscheinen, möglichst viele Leistungen für den Versicherungsbeitrag zu erhalten, auch wenn der persönliche Nutzen in keinem
vernünftigen Verhältnis zu den verursachten Kosten steht.

1.1.3   Veränderungen der sozialen Strukturen

Zudem bleiben Änderungen der sozialen Strukturen nicht ohne Einfluss
auf den Leistungsbedarf. Wegen der Zunahme des Anteils von Single-Haus-
halten an den Gesamthaushalten (von 26,2 % im Jahre 1972 auf 36,5 % im
Jahre 2000) steigt die Notwendigkeit professioneller medizinischer und
pflegerischer Leistungen. Diese müssen häufig früher in Anspruch genommen werden, als es in einem Familienverbund der Fall ist, weil nämlich
dieser einen Teil der Leistungen übernehmen kann. Die Wahl der geeigneten Leistungen, deren Organisation und Koordination stellt somit eine
zentrale Herausforderung für das Patientencoaching dar.

1.1.4 Verhaltsabhängiges Krankheitsspektrum

Verhaltens- und ernährungsabhängige Gesundheitsprobleme wie zum Beispiel Übergewicht und Diabetes mellitus Typ 2 sind nicht nur zum gesundheitlichen Nachteil der Betroffenen, sondern auch massive Kostentreiber.

Ziel des auf das gesundheitliche Verhalten der Versicherten ausgerichteten Coachings und des Case Managements ist es, den geschilderten Fehlentwicklungen entgegenzuwirken.

1.2 Der Einfluss des individuellen gesundheitlichen Verhaltens der Bürger

Die Bürger haben an der Wertschöpfung individueller und allgemeiner Gesundheit einen Anteil von mindestens 60 %. Das institutionelle Gesundheitssystem kann maximal 40 % zur Erreichung der Gesundheitsziele beitragen (siehe Gutachten 2002 des Sachverständigenrates im Gesundheitswesen). Das trifft insbesondere für chronisch Kranke und Multimorbide zu, deren Verhalten einen wesentlichen Einfluss auf die Behandlungsergebnisse hat.

Hier setzen das Patientencoaching und das Case Management an, um eine sowohl medizinisch als auch ökonomisch sinnvolle Nutzung der Versorgungsangebote zu fördern. Auch wenn sich diese Hilfen primär an das Individuum wenden, so haben sie in der Summe immer auch eine Auswirkung auf die Gesamtkosten des Versorgungssystems.

Die Bedeutung gesundheitlichen Verhaltens wird deutlich, wenn man berücksichtigt, dass ärztliche Bemühungen zu 30 bis 70 % von Patienten mit Non-Compliance beantwortet werden. Beispielsweise wird ein erheblicher Teil aller verordneten Arzneimittel gar nicht oder nicht sachgemäß eingenommen bzw. wandert ungenutzt in den Müll. Mit Coaching- und Case Management-Maßnahmen, die im Detail in späteren Kapiteln beschrieben werden, lassen sich derartige Fehlleistungen reduzieren.

Prävention, Gesundheitsförderung und eigenverantwortliches gesundheitliches Verhalten wurden in der Vergangenheit unzureichend gefördert. Außerdem sind die Bürger daran gewöhnt, überwiegend Objekte des Systems zu sein. Sie bekommen und erwarten in der Regel erst dann professionelle Hilfe, wenn sich ihre Gesundheit bereits in einem kritischen Zustand befindet.

Ein weiterer nicht zu unterschätzender Krankheits- und Kostenfaktor ist die Fehlnutzung des solidarisch finanzierten Gesundheitssystems durch Versicherte und Patienten. Hier bietet sich ein breites Feld für Empowerment durch Coaching oder sinnvolle Versorgungssteuerung durch Case Management.

Nach wie vor wird im Sozialrecht (§ 1 SGB V) der Erhalt und die Wiederherstellung der Gesundheit der Versicherten oder die Besserung ihres Gesundheitszustandes als vorrangige Aufgabe der Krankenversicherung definiert. Der Versicherte wird daher auch noch in der aktuellen Gesetzgebung vorwiegend als Objekt gesehen; er hat lediglich eine Mitverantwortung und Mitwirkungspflicht jedoch nicht die primäre Gesundheitsverantwortung.

§ 1 SGB V – Solidarität und Eigenverantwortung

Die Krankenversicherung als Solidargemeinschaft hat die Aufgabe, die Gesundheit der Versicherten zu erhalten, wiederherzustellen oder ihren Gesundheitszustand zu bessern. Die Versicherten sind für ihre Gesundheit mitverantwortlich; sie sollen durch eine gesundheitsbewusste Lebensführung, durch frühzeitige Beteiligung an gesundheitlichen Vorsorgemaßnahmen sowie durch aktive Mitwirkung an Krankenbehandlung und Rehabilitation dazu beitragen, den Eintritt von Krankheit und Behinderung zu vermeiden oder ihre Folgen zu überwinden. Die Krankenkassen haben den Versicherten dabei durch Aufklärung, Beratung und Leistungen zu helfen und auf gesunde Lebensverhältnisse hinzuwirken.

Bei den derzeitigen gesetzlichen Regelungen zu den neuen Versorgungsformen stehen die Vertragsbeziehungen zwischen Krankenkassen und Leistungserbringern immer noch im Vordergrund. Die Bürger (Versicherten, Patienten) sind nach wie vor und nicht konsequent Ausgangspunkt der Veränderungen. Ein nachhaltiger Paradigmenwechsel hat trotz mancher neuer Chancen und Anreize für die Versicherten und Patienten im GKV-Wettbewerbs-Stärkungsgesetz, das am ersten April 2007 in Kraft getreten ist, bisher nicht stattgefunden.

Roland Berger schrieb am 11. Oktober 2002 im Handelsblatt:

„Nicht die Finanzierbarkeit von Gesundheit, Rente und Arbeitslosigkeit ist das eigentliche Problem. Vielmehr liegt der Kern der sozialstaatlichen Krise in dem Missverhältnis von Solidarität und Subsidiarität, Eigenvorsorge und gesellschaftlicher Fürsorge, individueller und kollektiver Verantwortlichkeit …"

„In den sozialen Sicherungssystemen Deutschlands hat das Solidarprinzip die Maxime der subsidiären Aufgabenerfüllung verdrängt. Wir brauchen hier zu Lande ein neues gesellschaftliches Muster, das den Einzelnen in den Mittelpunkt rückt, das Leitbild eines Bürgers, der engagiert und eigenverantwortlich handelt und nicht gleich hilflos und in blindem Vertrauen nach dem Staat ruft."

Für den von der gesetzlichen Krankenversicherung und aus öffentlicher Hand finanzierten Marktanteil ergibt sich zwangsläufig die Notwendigkeit, durch sinnvolle Nutzung und Allokation der Ressourcen, Optimierung der Strukturen und Prozesse, Sicherung der Qualität, kurz durch ein besseres Gesundheitsmanagement, die Effizienz einer qualitätsgesicherten Grundversorgung trotz begrenzter Mittel zu steigern.

Wir brauchen dafür ein neues Leitbild vom Bürger, der kompetent und eigenverantwortlich handelt und das solidarisch finanzierte Gesundheitssystem nur dann nutzt, wenn er eine Situation nicht selber meistern kann (Subsidiarität). Die Hilfe durch den Staat oder die Solidargemeinschaften (Solidarität) muss letztlich ergänzenden Charakter haben.

Einem solchen Anspruch werden derzeit nur wenige Menschen gerecht. Viele sind, selbst wenn sie es wollten, gar nicht zu einem gesundheitlichen Selbstmanagement in der Lage. Es wird an anderer Stelle noch darauf einzugehen sein (siehe hierzu Kap. 1.3, Abb. 4), dass beim Fordern und Fördern die unterschiedlichen intellektuellen, wirtschaftlichen und sozialen Voraussetzungen jeder einzelnen Bürgerin und jedes einzelnen Bürgers berücksichtigt werden müssen.

Die Änderung des Verhaltens im Sinne der Gesundheitserhaltung, der Gesundheitsförderung und im Krankheitsfall der nötigen Therapietreue bedarf bei vielen Menschen professioneller Hilfe im Sinne des Coachings.

Die Erziehung zu einem bewussten und verantwortungsvollen Umgang mit der eigenen Gesundheit ist zunächst eine vorrangige gesamtgesellschaftliche Aufgabe und eine Investition in die Zukunft, die auf allen Stufen des Bildungssystems stattfinden muss und nicht allein vom Gesundheitssystem geleistet werden kann. Patienten-Orientierung und Patienten-Autonomie bleiben damit vorrangige Ziele einer zukunftsorientierten Weiterentwicklung des Gesundheitswesens.

Der Bundesverband Managed Care e. V. (BMC) hat bereits im Jahre 2002 die Förderung der Gesundheitskompetenz der Bürger (Bildung, individuelles Coaching) in seiner Zukunftsvision „Gesundheit für Generationen" als eines der vier wesentlichen Handlungsfelder zur Weiterentwicklung des Gesundheitswesens beschrieben[1]. Mit Informationsvermittlung, Hilfen bei der Auswahl der Leistungsangebote, Hilfen zum Selbstmanagement und zur Verhaltensmodifikation dienen Patienten- und Gesundheitscoaching sowohl dem Individuum als auch der Solidargemeinschaft. Ergänzt wird das Spektrum durch das Case Management, durch das im Bedarfsfall die Lotsenfunktion im komplizierten System angeboten wird.

---

1 Die vier wesentlichen Handlungsfelder zur Weiterentwicklung des Gesundheitswesens in der BMC-Vision „Gesundheit für Generationen" sind:
- Förderung der Gesundheitskompetenz der Bürger (Bildung, individuelles Coaching),
- informationelle Vernetzung (Telematik, e-Health),
- kooperative Versorgungsangebote (sektorübergreifende Strukturen und Prozesse) und
- Qualitätsmanagement der Dienstleister, Produkte, Technologien und Prozesse.

1.3 Vom Objekt der Medizin zum verantwortlichen „Gesundheitsbürger"

Werfen wir zunächst einen Blick auf die Herausforderungen, die das komplexe und für die meisten Bürger schwer zu durchschauende Gesundheitssystem an den Einzelnen stellt.

Die herkömmliche Denkwelt der Medizin, aber auch die Konstruktion des Sozialrechts haben in der Vergangenheit dem Arzt die staatlich legitimierte Macht gegeben, zu entscheiden, was dem Patienten nützt. Krankheit und Kranke wurden so zu Objekten der Medizin, die seit der zweiten Hälfte des 19. Jahrhunderts dank naturwissenschaftlicher Erkenntnisse immer erfolgreicher war. Der Aspekt der Förderung der Gesundheitskompetenz der Bevölkerung wurde dabei jedoch vernachlässigt. Die Folgen sind zu geringe Anreize zum eigenverantwortlichen Handeln.

Christoph Kranich von der Verbraucherzentrale Hamburg hat am 20.08.2002 in einem Interview mit dem „Vituellen Runden Tisch – Zukunft Gesundheit" gesagt :

> *„Ich halte es für eine der ersten Voraussetzungen zur Versicherten- und Patientenpartizipation am Gesundheitswesen, dass erforderliche Informationen zur Verfügung gestellt werden, die Mitbestimmung und Entscheidung möglich machen. Unter anderem sicher auch über das Internet. Versicherte sollten Bescheid wissen über Alternativen bei der Entwicklung des Gesundheitssystems, über Finanzierungsfragen, Rechte und Pflichten von Versicherten, die Rolle der Eigenverantwortung, die zur Zeit z. B. im wesentlichen auf die Frage nach mehr Zuzahlung oder höhere Beiträge reduziert wird, und vieles andere mehr. Das Gesundheitswesen, das Lebensprozesse und Lebensqualität des einzelnen entscheidend mitbestimmt, darf kein Mysterium sein, das dem Bürger verschlossen bleibt und über das nur eine kleine Expertengruppe konkrete Kenntnis und Entscheidungsgewalt hat."*

Die Zielrichtung ist klar: Versicherte sollen befähigt werden, mit möglichst hoher Kompetenz und Bereitschaft zum verantwortlichen Verhalten ein aktives Selbstmanagement ihrer Gesundheit zu betreiben.

Ein Coach geht davon aus, dass ein Mensch in der Lage ist, sich zu ändern, wenn er es selbst will und kann. Coaching zielt auf Förderung von Selbstreflexion und Selbstwahrnehmung, Bewusstsein und Verantwortung. Der Coach dirigiert den Patienten nicht, er gibt in der Phase des Wandels Hilfe zur Selbsthilfe.

Jedoch sind „Idealmenschen" sehr selten. Selbst diese benötigen verlässliche Informationen, professionelle Orientierungs- und Entscheidungshilfen und vielleicht auch in kritischen Situationen die Lotsenfunktion von Experten.

Zudem sind nicht alle Menschen gleich. Das soll die Abbildung 4 darstellen, in der die Beziehungen zwischen Wollen (aktives verantwortliches Handeln) und Können (individuelle gesundheitliche Kompetenz und/oder wirtschaftliche Möglichkeiten) sowie Nicht-Wollen (passives Verhalten) und Nicht-Können (niederiger Grad individueller Gesundheitskompetenz und/ oder fehlende wirtschaftliche Möglichkeiten) in einem Koordinatensystem beispielhaft dargestellt sind.

Das Koordinatensystem der Abbildung soll deutlich machen, dass die Förderung der angestrebten Verhaltensmodifikation den individuellen Voraussetzungen der Versicherten und Patienten angepasst sein muss. Es stellt sich bei der Gruppe der passiven Personen mit einem niedrigen Grad individueller Kompetenz und nicht vorhandener Bereitschaft, ihr Verhalten zu ändern, sogar die Frage, ob die geringen Erfolgschancen und der zwangsläufig hohe Ressourcenbedarf nicht Grenzen für das Patientencoaching und das Gesundheitscoaching setzen. Für solche Menschen, die mehr zur Passivität neigen oder denen zum Beispiel durch Behinderungen die ausreichenden Fähigkeiten zum Selbstmanagement fehlen, wird die notwendige Hilfe eher in einem Case Management bestehen.

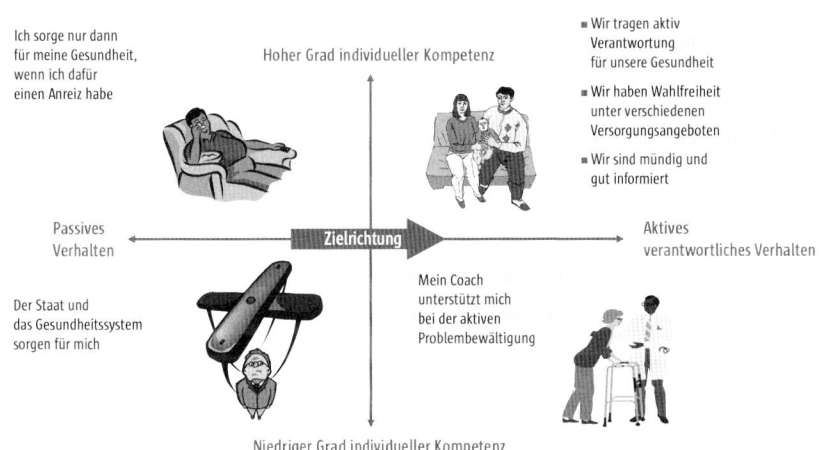

Abb. 4   Ziel: vom passiven zum aktiven Verhalten

1.4 Coaching vor dem Hintergrund der Trends und strukturellen Entwicklungen im Gesundheitswesen

Betrachtet man die Sozialgesetzgebung der letzten 10 Jahre (s. Abb. 5), so ist ein deutlicher Trend zur Differenzierung der Angebotsstrukturen der Gesundheitsversorgung zu erkennen.

Der Entwurf zum GKV-Wettbewerbsstärkungsgesetz sieht inzwischen eine Erweiterung der Möglichkeiten für Wahltarife vor (s. Abb. 6). Krankenkassen sollen unterschiedliche Präferenzen der Versicherten berücksichtigen und differenzierte Versicherungstarife und Leistungspakete anbieten können. Hierzu gehören gemäß GKV-Wirtschaftlichkeits-Stärkungs-Gesetz (GKV-WSG) spezielle Tarife bei Nutzung von Angeboten besonderer Versorgungsformen oder die Teilnahme an besonderen Versorgungsverträgen. Die Krankenkassen können auch fakultative Selbstbehaltstarife in begrenzter Höhe oder einen Kostenerstattungstarif anbieten.

Infolge der sich daraus entwickelnden Vielfalt steigen auch die Anforderungen an Transparenz und valide Informationen als Voraussetzung für eine möglichst bedarfsgerechte Nutzung des Systems.

1.5 Neue Gesetzliche Regelungen im GKV-Wettbewerbsstärkungsgesetz (GKV-WSG) mit Bezug zum Patientencoaching und zum Case Management

1.5.1 Darstellung der Qualität der einrichtungsübergreifenden Versorgung

Zukünftig soll man auf die Ergebnisse einer fachlich unabhängigen Institution zurückgreifen können, die nach dem Willen des Gesetzgebers (§ 137 a SGB V) Verfahren zur Messung und Darstellung der einrichtungsübergreifenden Versorgungsqualität entwickeln soll.

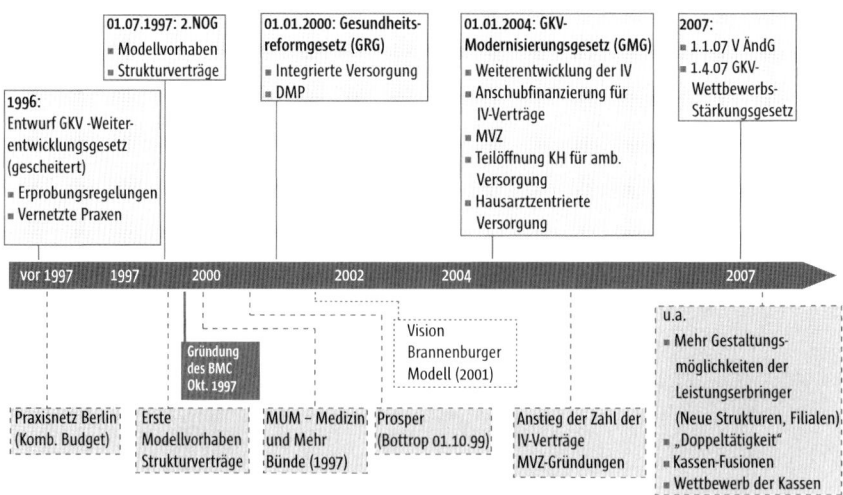

Abb. 5 Gestaltungsoptionen für neue Vertrags- und Versorgungsformen in Deutschland durch die Gesetzgebung der letzten 10 Jahre

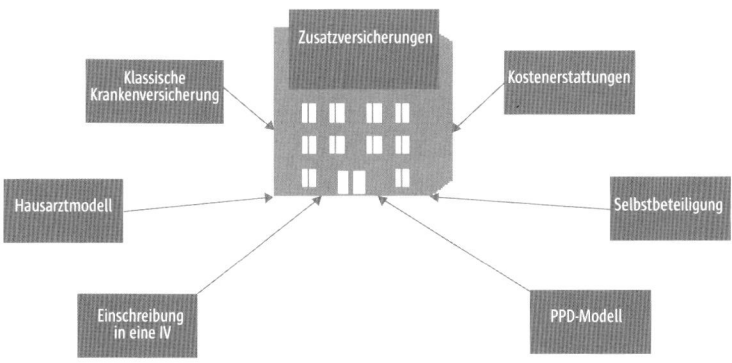

Abb. 6   Beispiele für differenzierte Versicherungstarife (Wahltarife)

Die Institution soll insbesondere den Auftrag erhalten:

1. für die Messung und Darstellung der Versorgungsqualität in allen Versorgungsbereichen möglichst sektorenübergreifend abgestimmte Indikatoren und Instrumente zu entwickeln,
2. die notwendige Dokumentation für die einrichtungsübergreifende Qualitätssicherung unter Berücksichtigung des Gebotes der Datensparsamkeit zu entwickeln,
3. sich an der Durchführung der einrichtungsübergreifenden Qualitätssicherung zu beteiligen und
4. die Ergebnisse der Qualitätssicherungsmaßnahmen durch die Institution in geeigneter Weise und in einer für die Bürgerinnen und Bürger verständlichen Form zu veröffentlichen.

Damit diese Daten nicht nur erzeugt und veröffentlicht, sondern auch sinnvoll genutzt werden können, werden viele Bürger professionelle Unterstützung bei der Wertung der Informationen und dem Erkennen der nötigen Konsequenzen im Sinne des Coachings benötigen. Es liegt nahe, hierbei entsprechend ausgebildete, neutrale und dem Patientenwohl verpflichtete Berater (Patientencoachs) einzusetzen, um den Bürgern bei der Orientierung zu helfen.

1.5.2   Versorgungsmanagement

Im § 11 Abs. 4 des GKV-WSG werden Ansprüche der Versicherten definiert:

„Versicherte haben Anspruch auf ein Versorgungsmanagement insbesondere zur Lösung von Schnittstellenproblemen beim Übergang in die verschiedenen Versorgungsbereiche. Die betroffenen Leistungserbringer sorgen

für eine sachgerechte Anschlussversorgung des Versicherten und übermitteln sich gegenseitig die erforderlichen Informationen. Sie sind zur Erfüllung dieser Aufgabe von den Krankenkassen zu unterstützen. Soweit in Verträgen nach §§ 140 a bis d nicht bereits entsprechende Regelungen vereinbart sind, ist das Nähere im Rahmen von Verträgen nach § 112 oder § 115 oder in vertraglichen Vereinbarungen mit sonstigen Leistungserbringern der gesetzlichen Krankenversicherung und mit Leistungserbringern nach dem Elften Buch sowie mit den Pflegekassen zu regeln."

Hierzu heißt es im allgemeinen Teil des GKV-WSG, dass die Schnittstellenproblematik zwischen den Versorgungsbereichen Akutversorgung, Rehabilitation und Pflege häufig dazu führt, dass Patienten nicht optimal versorgt werden:

- Behandlungsabläufe werden unterbrochen,
- Finanzmittel werden verschwendet.

Daher enthält das Gesetz gezielte Maßnahmen, um die Schnittstellenproblematik zu überwinden und Patienten einen reibungslosen Übergang zwischen Akutversorgung, Rehabilitation und Pflege zu ermöglichen, ohne unnötige Wartezeiten und Pausen der Behandlung.

Unter anderem sind laut Gesetz folgende Maßnahmen vorgesehen:

1. Ein Leistungsanspruch auf spezialisierte ambulante Palliativversorgung wird eingeführt. Damit werden die Voraussetzungen für die palliativmedizinische Versorgung in der GKV deutlich verbessert. Der Leistungsanspruch umfasst neben ärztlichen und pflegerischen Leistungen – bei Bedarf rund um die Uhr – auch die Koordinierung der einzelnen Teilleistungen.
2. Die Leistungsangebote werden besser vernetzt. Künftig ist ein verbessertes Entlassungsmanagement vorgesehen. Bei Entlassung aus Krankenhäusern muss eine sachgerechte Anschlussversorgung sichergestellt werden.
3. Bei häuslicher Krankenpflege werden besondere Lebensumstände stärker berücksichtigt: Häusliche Krankenpflege wird künftig auch in neuen Wohngemeinschaften oder Wohnformen sowie in besonderen Ausnahmefällen in Heimen als Leistung gewährt.
4. Es wird sichergestellt, dass Patienten notwendige Rehabilitationsleistungen zur Vermeidung von Pflegebedürftigkeit oder einer Verschlechterung bei bestehender Pflegebedürftigkeit tatsächlich erhalten.

1.5.3 Coaching im Rahmen der Selbsthilfe

Ein Bedarf an Coaching entsteht indirekt auch durch den mit dem GKV-WSG geschaffenen § 20c Abs. 1 SGB V (Förderung der Selbsthilfe):

> *Die Krankenkassen und ihre Verbände fördern Selbsthilfegruppen und -organisationen, die sich die gesundheitliche Prävention oder die Rehabilitation von Versicherten bei einer der im Verzeichnis nach Satz 2 aufgeführten Krankheiten zum Ziel gesetzt haben, sowie Selbsthilfekontaktstellen im Rahmen der Festlegungen des Absatzes 3. Die Spitzenverbände der Krankenkassen beschließen gemeinsam und einheitlich ein Verzeichnis der Krankheitsbilder, bei deren gesundheitlicher Prävention oder Rehabilitation eine Förderung zulässig ist; sie haben die Kassenärztliche Bundesvereinigung und die Vertretungen der für die Wahrnehmung der Interessen der Selbsthilfe maßgeblichen Spitzenorganisationen zu beteiligen. Selbsthilfekontaktstellen müssen für eine Förderung ihrer gesundheitsbezogenen Arbeit themen-, bereichs- und indikationsgruppenübergreifend tätig sein.*

Auch hat die Gesetzgebung der letzten Jahre einige erste Schritte unternommen, um die Rolle der Patienten insgesamt zu stärken, etwa in der Beteiligung von Patientenvertretern in Entscheidungsgremien der Selbstverwaltung.

1.6 Trend zum Empowerment und zur Partizipation

Eine von der Gesetzgebung unabhängige auch international feststellbare Entwicklung ist der zunehmende Trend zur Patientenpartizipation und zum Empowerment. Der Slogan „Nothing about me without me" charakterisiert dies.

Viele Patienten nehmen in zunehmendem Maße das Internet aktiv als Informationsquelle in Anspruch. Im Deutschen Ärzteblatt vom 7. März 2006 findet sich unter der Überschrift „Googeln stärkt Selbstvertrauen von Krebspatienten" folgender kurzer Artikel:

> *„Immer häufiger nutzen Krebs-Patienten das Internet, um sich über ihre Krankheit und die Behandlungsmöglichkeiten zu informieren. Nach einer Studie im Journal of Health Communication (Online-Ausgabe) stärkt das Internet das Selbstvertrauen der Patienten und fördert die Bereitschaft, sich aktiv mit seiner Erkrankung auseinanderzusetzen.*

> *Das Internet ist gleichzeitig eine Quelle für Informationen und Desinformationen. Es ist denkbar, dass Web-Seiten, die die Patienten am heimischen Computer ansteuern, kontraproduktiv sind oder sie sogar dazu bringen, notwendige Therapien abzulehnen. Diese Ängste sind nach einer Untersuchung*

von Sarah Bass von der Temple Universität in Philadelphia jedoch unbegründet. Die Public-Health-Forscherin hat Patienten befragt, die sich an eine kostenfreie Hotline des US-National Cancer Institute gewandt hatten."

In diesem Beispiel ist die von den Patienten gewählte Hotline eine professionelle Informationsquelle. Die Regel dürfte jedoch eine Informationsflut unterschiedlicher Qualität sein. Dann ist die Dienstleistung des Patientencoachings gefragt. Ein Coach kann dabei helfen, „die Spreu vom Weizen zu trennen".

In der Health-Studie der HypoVereinsbank aus dem Jahre 2003 „Gesundheitsmarkt 2013" wird allerdings auf der individuellen Ebene neben einem solchen Mentalitätswechsel mit Bereitschaft zur Selbstbestimmtheit nach wie vor eine allgemeine hohe Erwartung an staatlichen Leistungen angenommen:

„Während auf staatlicher Ebene das Spannungsfeld zwischen Markt und Staat am wichtigsten ist, spielt auf individueller Ebene die Präferenzstruktur die entscheidende Rolle. Ein allgemeiner Mentalitätswandel von der staatlichen Wohlfahrt zum individuellen Verantwortungsprinzip ist zwar festzustellen, nach wie vor bestehen aber hohe Erwartungen an staatliche Leistungen. Ob die Bewusstseinsänderung ausreichen wird, um aus den Hilfe suchenden Patienten eigenverantwortliche Kunden zu machen, muss bezweifelt werden. Zwar nimmt die Gesundheitsbildung und damit die Selbstbestimmtheit zu, die sich beispielsweise in der Bereitschaft zur Selbstmedikation äußert."

1.7 Coaching im privatisierten „zweiten Gesundheitsmarkt"

Niemand möchte heutzutage auf den medizinischen Fortschritt verzichten, der bisher zu etwa 80 % solidarisch oder von der öffentlichen Hand finanziert wird. Es ist davon auszugehen, dass die Bedürfnisse nach Gesundheitsleistungen und individueller Gestaltung der eigenen Gesundheit weiter zunehmen werden. Auf dem Hintergrund sogenannter „Langer Wellen" wirtschaftlichen Aufschwungs, die von dem russischen Wirtschaftsforscher Nicolai D. Kondratieff entdeckt wurden (s. Abb. 7), wird erwartet, dass dem derzeitigen Informationszeitalter ein Zyklus folgen wird, in dem Basisinnovationen aus Medizin, Hightech und neuen Psychotechniken den Bedarf an Gesundheit, Heilung, körperlichem und seelischem Wohlbefinden noch steigern und wahrscheinlich einen Beschäftigungszuwachs im Gesundheitswesen mit sich bringen werden. Bereits heute arbeiten in Deutschland über vier Millionen Erwerbstätige im Gesundheitssektor. Die vom Gesundheitswesen ausgehenden Nachfrageeffekte auf die verschiedensten vor- und nachgelagerten Branchen sichern mindestens eine weitere Million Arbeitsplätze.

Wachstumsimpulse werden nach Leo A. Nefiodof, der sich auf Kondratieff beruft, beispielsweise durch Innovationen in den Bereichen:

- Biotechnologie,
- Umwelttechnik,
- Naturheilverfahren,
- komplementäre Medizin,
- Wellness,
- Fitness,
- Sport,
- Gesundheits-Tourismus,
- betriebsinternen Gesundheitsdiensten,
- Psychotherapie,
- Psychologie,
- Psychosomatik,
- Psychiatrie und
- Spiritualität

ausgelöst, was für das Patientencoaching also ein immenses Spektrum an Aufgaben erwarten lässt.

Derzeitiger Bedarf und zukünftig zu erwartende Nachfrage im Gesundheitswesen ist mit den schrumpfenden Einnahmen der gesetzlichen Krankenversicherung nicht in Einklang zu bringen. Ganz gleich, wie die Politik die Fragen der Finanzierung der solidarisch finanzierten Gesundheitsversorgung löst, die Mittel werden der ansteigenden Nachfrage nicht standhal-

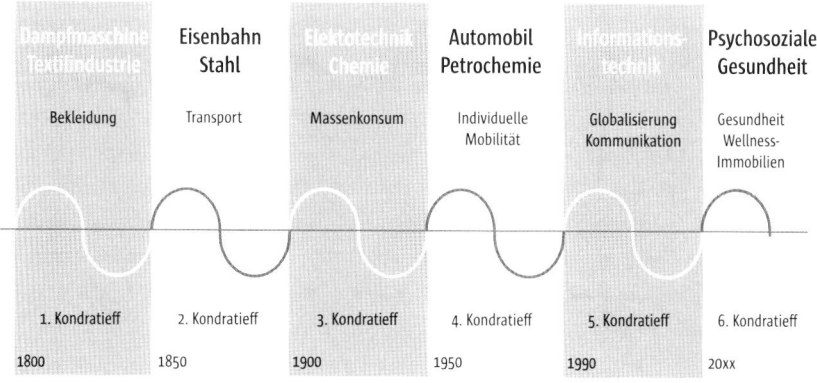

Abb. 7   Nach Kondratieff befinden wir uns am Anfang des Gesundheitszeitalters. Lange Wellen der Konjunktur, ihre Basisinnovationen und wichtigsten Bedarfsfelder

ten können. Um aus diesem Dilemma herauszukommen, ist ein Umdenken nötig. Die neue Strategie wird darin bestehen, den wahlweise privat, durch private Krankenversicherungen oder Zusatzversicherungen finanzierten Anteil des Gesundheitsmarktes durch entsprechende Angebote und Anreize zu mobilisieren und den solidarisch finanzierten Anteil so gut es geht zu begrenzen (s. Abb. 8).

Ein facettenreiches privates Angebot an Gesundheitsleistungen ermöglicht ein höheres Maß an Patientenorientierung und Gesundheitsversorgung nach individuellen Präferenzen; denn nicht alle Menschen haben die gleichen Bedürfnisse im Hinblick auf ihre Gesundheitsversorgung. Ein solchermaßen „privatisierter" Teil der Gesundheitsversorgung hat angesichts der demografischen Entwicklung sowie der gesellschaftlichen Trends gute Wachstumschancen.

In der bereits erwähnten Health-Studie der HypoVereinsbank aus dem Jahre 2003 „Gesundheitsmarkt 2013" wird das am Beispiel einer sogenannten „Ich-Patientin" (Oma Sauerbruch) veranschaulicht, die in der glücklichen Lage ist, noch vor Jahren eine Versicherung abgeschlossen zu haben, die alle Leistungen bezahlt. Von ihren Vermögenseinkünften bleibt genügend Geld übrig, das sie gerne für reichhaltige Wellnessangebote ausgibt. Ihre Gesundheitsbildung reicht aber nicht aus, um mit den Informationen richtig umzugehen. Deshalb ist Oma Sauerbruch froh,

„dass ihr Sohn Mediziner ist. Ohne seine Hilfe wäre sie völlig überfordert, sich in dem schwer zu durchschauenden System zurechtzufinden. Mit dem

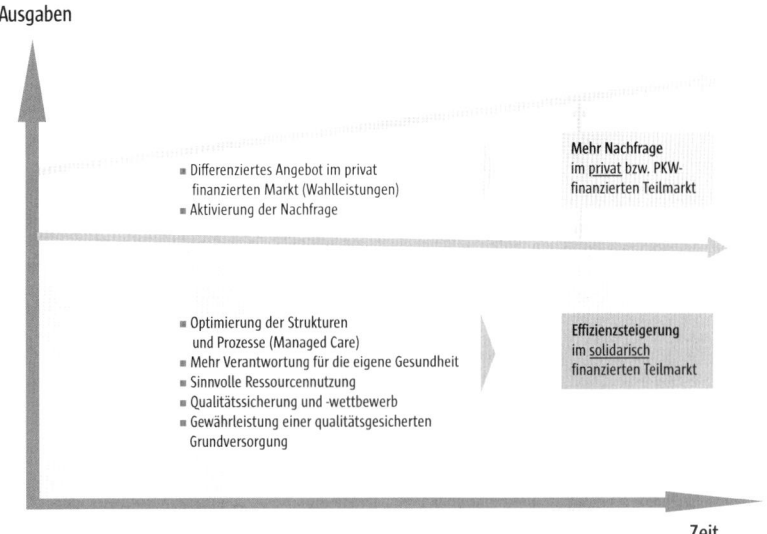

Abb. 8   Perspektiven eines neuen Gesundheitsmarktes

Internet, das die Basis für Transparenz und Qualität ist, steht sie immer noch auf Kriegsfuß. Ihre Gesundheitsbildung reicht auch nicht aus, um mit den Informationen richtig umzugehen."

Und über ihren Sohn heißt es in diesem Beispiel:

„Erwin Sauerbruch, Sohn der Familie, hat sich ... bei seinem Arbeitgeber, einer privaten Krankenversicherung, auf Health-Consulting als ein neues Geschäftsfeld spezialisiert. Die Menschen investieren inzwischen sehr viel in Präventionsprogramme, weil das System eine stärkere Eigenverantwortung belohnt. Erwins Versicherung bietet auch ein Gesundheitsleitsystem an, um bei den Versicherten die Informationsbeschaffungskosten zu minimieren."

Es ist offensichtlich, dass es gerade auch im zweiten Gesundheitsmarkt einen zunehmenden Bedarf an Coaching-Leistungen geben wird.

1.8 Fazit

Die Beispiele dieses Kapitels zeigen, dass das deutsche Gesundheitswesen vielfältige Notwendigkeiten, Möglichkeiten und Herausforderungen für das Patientencoaching, das Gesundheitscoaching und das Case Management bietet. Der Bedarf wird vermutlich im Laufe der Zeit noch weiter zunehmen. Insofern ergeben sich aufgrund der Feststellungen in diesem Kapitel Fragen der praktischen Umsetzung:

- Wie kann der zunehmende Bedarf an Patientencoaching, Gesundheitscoaching und Case Management zukünftig gedeckt werden?
- Was gibt es jetzt schon?
- Wie sehen die entsprechenden Berufsbilder und Qualitätsanforderungen aus?
- Wie können diese Leistungen finanziert werden?

Antworten hierauf findet der Leser in den folgenden Kapiteln.

2 Patientencoaching, Gesundheitscoaching und Case Management – Definitionen

Bis heute gibt es keine einheitliche Definition für den Begriff „Patientencoaching". Dies ist ein Versuch, ein Bemühen, dem Coaching im Gesundheitswesen mehr Begrifflichkeit zu geben. Da die Bedürfnisse des Menschen, des Patienten und des Gesunden nicht klar von einander trennbar sind, kann diese Trennung auch im Coaching letztendlich nicht eindeutig vollzogen werden.

2.1 Der Patient – größere Bedeutung als früher

Wenn in der Vergangenheit vom Patienten die Rede war, dachte jeder an kranke Menschen, die ihres Leidens wegen einen Arzt aufsuchen. Heute ist der Patient nicht nur der Erkrankte, sondern auch ein Konsument. In einem schier unübersichtliches Angebot im Bereich der Prävention, der Gesundheitsförderung und der ästhetischen Medizin werden somit auch Gesunde zu Patienten. Die Wahlfreiheit der Patienten wird häufiger thematisiert, als die Bedürfnisse von kranken Menschen im Mittelpunkt des Interesses stehen. Der Patient als Wähler und als Versicherter erhält eine völlig neue Bedeutung, seine Rolle im deutschen Gesundheitswesen wahrzunehmen. In seiner Position als Geldgeber im Gesundheitswesen wird er scheinbar von allen Leistungsanbietern, seien dies Versicherungen, Ärzte, Apotheker, Pflegedienste und viele andere ins Zentrum des (Geschäfts-)Interesses genommen. Doch spürt dies jeder einzelne Patient? Mit Sicherheit hat er gemerkt, dass er finanziell immer mehr beteiligt wird, während früher alles doch in seinem Versicherungsbeitrag enthalten war. Neue Entscheidungen kommen heute auf ihn zu.

Daher ist der Patient heute nicht nur mehr der Erduldende, sondern der Wähler, der Entscheider, der Informationsbedürftige und der Verbraucher, wenn er mit Leistungen und Angeboten im Gesundheitswesen in Berührung kommt.

Auch als gesunder Mensch – wobei die Übergänge zu Patienten fließend sind – werden Forderung und Bedürfnisse geäußert, die das Gesundheitswesen und dessen Finanzierung herausfordern. Das Gesundheitsbewusstsein steigt. Die Frage, wann ein Mensch zum Patienten wird, lässt sich nicht mehr so klar beantworten:

- Ist er schon Patient, wenn er mit dem Gesundheitswesen als Ratsuchender, als Vorsorgebewusster oder als wissensdurstiger Kontakt aufnimmt?
- Können Ängste über mögliche unbemerkte Erkrankungen ihn schon zum Patienten werden lassen?

Vielleicht ist der Begriff „Patient" schon nicht mehr passend und sollte ersetzt werden. In unserem Buch bezeichnen wir den Menschen als Patienten, der bereits von einer oder mehreren Erkrankungen weiß und Unterstützung benötigt. So sehen wir den Pateintencoach und den Case Manager als Hilfe für den Patienten in seinem Krankheitsgeschehen, den Gesundheitscoach für den Menschen, der weitere Krankheiten vermeiden will, wenn er bereits krank ist.

2.2 Coaching des Patienten von heute

Coaching ist ein Angebot, das der Patient selbstverantwortlich in Anspruch nehmen kann. Es ist von Methoden geleitet und auf ganz individuelle Bedürfnisse abgestimmt. Meist ist es zeitlich begrenzt und bietet Beratung für individuelle Problemstellungen. Es zeigt Lösungen auf, die über die Kompetenz des Patientencoachs, aber eben auch über eigenständiges Bemühen des Patienten zu erreichen sind. Diese Förderung der Compliance unterstützt auch die rationale Nutzung von Ressourcen im Gesundheitswesen. Das Patientencoaching richtet sich allein nach den jeweiligen Anforderungen und Bedürfnissen des Einzelnen.

Coaching als nicht-medizinische Leistung beinhaltet die Erarbeitung von Lösungen im Bereich der Angebotsfindung, der Prozessorientierung, der logistischen Versorgung, des Zeitmanagements und der regionalen Besonderheiten. Hierbei können auch Vertragsangebote bei neuen Versorgungsformen, gesetzlichen Voraussetzungen und Präventionsgestaltung von Einfluss sein. Finanzielle Vergleichsmöglichkeiten oder Hilfen im Umgang mit Behörden sind ebenso Bereiche, die ausgestaltet werden. Coaching umfasst die Berücksichtigung des beruflichen und privaten Bereiches sowie die Einbindung des sozialen Umfelds.

Organisatorische Defizite, der Wunsch mehr über Leistungen zu erfahren oder Entscheidungen sicher treffen zu können sind die Auslöser für ein Beratungsgespräch. Selbstwahrnehmung und Eigenverantwortung sind Voraussetzungen, die zum einen gefördert werden, zum anderen aber zumindest teilweise vorhanden sein müssen. Der Coach ist der „Trainer" für ein Zurechtfinden und einen wissenden Umgang im Gesundheitswesen. Er hilft, die individuellen Ziele oder Zwischenziele zu finden und in eine realistische Planung umzusetzen. Gemeinsam mit dem Betroffenen klärt er die Machbarkeit und unterstützt so die Entscheidungsfindung.

Der Coach ist über neue Angebote informiert und hilft die individuell richtigen Anbieter zu finden. Er hilft den Patienten, Kompetenz im Gesundheitswesen zu erreichen. Er weiß über die regionalen sozialen Anlaufstellen ebenso Bescheid wie über organisatorische Veränderungen, die dem Bedarf des Patienten entsprechen.

Selbstverständlich ist der Coach an die Schweigepflicht gebunden. Nur so können ihm vertrauliche Informationen gegeben werden, die eine individuelle Situationsanalyse ermöglichen. So steigert er das subjektive Sicherheitsgefühl und trägt zu einer objektiven Verbesserung des Gesundheitszustandes bei. Ein Coach kann bei Bedarf auch Gruppen von Patienten oder Familien beraten, die mit Erkrankten eng in Kontakt stehen. Hier kann er aufklären, Verständnis erzeugen und Hilfen für die tägliche Bewältigung der Erkrankung geben.

2.3 Patientencoaching und Case Management

Patientencoaching ist die Dienstleistung, die dem Patienten ermöglicht, sich durch Information, Beratung und Organisationsleistung effektiv und effizient im Gesundheitswesen zu bewegen. Im speziellen Fall des Case Managements wird durch den Coach die externe organisatorische Verantwortung für eine effektive und effiziente Diagnostik und Behandlung einer konkreten Erkrankung mit dem Patienten in seiner individuellen Lebenssituation geteilt. Hier muss eine ausführliche Schulung des Coachs erfolgen, die alle Facetten des Krankheitsbildes umfasst. Während im Patientencoaching ein sehr breites Beratungsangebot vorgehalten wird, ist im Case Mangement ein tiefes und fundiertes Wissen notwendig, das Information, Sicherheit und geführte Transparenz bietet. Nicht nur das Krankheitsbild ist Kern der Beratung, sondern auch das Führen in den Begleiterkrankungen, im psychosozialen Umfeld sowie in der Logistik und im Ablauf von Diagnostik, Therapie und Nachsorge. Case Management ist krankheitsspezifisch und dient in zweiter Linie auch dem rationellen Ablauf der Versorgung und Betreuung. Es muss im Einklang mit dem Prozessmanagement der Leistungsträger und der Ressourcen stehen.

2.4   Das Gesundheitscoaching

Wie eingangs erwähnt, ist der Patient nicht immer vom Gesunden zu unterscheiden. So kann ein an einer Erkrankung leidende Patient gesundheitsbewusst andere Erkrankungen vermeiden wollen. Dieser Wille des Vermeidens, das Bewusstsein, gesund leben zu wollen, und der Wunsch, sich richtig und gesundheitsbewusst verhalten zu können, führt den Menschen zu einem heute unübersichtlichen Angebot an Leistungen und Produkten. Vom Fitnesscenter bis hin zum Reformhaus ist die Leistungspalette so groß, dass auch hier ein Coach tätig werden sollte.

Dieser Coach findet sein Tätigkeitsspektrum beispielsweise in den Bereichen Bewegung, Sport, Work-life Balance, Entspannung, Freizeitgestaltung, Ernährung, Stressmanagement, Zeitplanung und anderen Bereichen des täglichen Lebens. Er verbindet gesundes Leben mit Vorsorgeleistungen des Gesundheitswesens. Er verknüpft das Leben im Beruf mit dem Leben in Familie und Freizeit. Er berät in den Bereichen körperliches bis seelisches Wohlbefinden und hilft dem Einzelnen, seine persönliche Lebenskultur aufzubauen.

Die Beratung in der Gesundheitsorientierung bedarf einer fundierten Ausbildung und der Fähigkeit zur individuellen Risikoanalyse. Hierzu benötigt er Kontakte zu medizinischen Leistungsträgern und deren Risikoanalysen. Er führt den Willen des Menschen, das Leben möglich gesund zu gestalten, mit den möglichen Leistungen und gegebenenfalls möglichen Produkten zusammen.

Das Gesundheitscoaching ist ein Teilwissen und Beratungsanteil des Patientencoachs, wobei so die Aufgabenfelder ineinanderfließen. Der Gesundheitscoach muss über Krankheiten, der Patientencoach über Prävention und gesundes Leben Bescheid wissen. Vor allem in der Klientel der Beratungssuchenden und im Kernthema ihres Coachings werden sich diese unterscheiden. Die Anbindung an das medizinische Leistungsspektrum wird beim Patientencoach ausgeprägter sein, während der Gesundheitscoach theoretisch überall tätig sein kann. In Betrieben, Städten und Gemeinden, in Fitnesscenter, aber auch in selbstständiger Tätigkeit kann der Gesundheitscoach seine Wirkung entfalten. Seine Qualität wird von seiner Ausbildung abhängig sein.

2.5   Was Coaching nicht sein kann

Coaching ist sicher nicht die psychotherapeutische Führung oder Behandlung des Patienten. Dies wird von speziell ausgebildeten Ärzten und Therapeuten angeboten. Es ist auch keine Fachberatung in diagnostischen oder therapeutischen Fragen. Auch das Klären von körperlichen oder seelischen Beschwerden gehört nicht zu den Aufgabengebieten des Patientencoachs.

Er bewertet Leistungserbringer nicht persönlich oder rät zu speziellen Therapeuten, sondern berät im Rahmen von Qualitätsmanagement-Berichten, vorhandenen Benchmark-Veröffentlichungen oder Leistungsberichten. Er beurteilt nicht die Qualität oder Minderqualität, sondern bleibt immer der neutrale Berater.

Das Interesse von Einrichtungen, Prozesse möglichst schnell und wirtschaftlich auflaufen zu lassen, ist nicht das primäre Ziel des Coachings. Wohl kann ein besserer Prozessfluss als sekundärer Nutzen auftreten. Auch das Coaching als Marketinginstrument ist höchstens von sekundärem Interesse. Es optimiert also nicht Abläufe, sondern hilft dem Patienten beim Verstehen derselben und beim Eingliederungsprozess.

Der Coach ist keine Beschwerde- und Sammelstelle für Fehlverhalten und bei Missverständnissen. Er urteilt nicht, sondern ist der Wegweiser, der im Vorfeld Unannehmlichkeiten zu vermeiden helfen kann, auch wenn Konflikte häufig Anlass für das Aufsuchen des Coachs sein können.

Ein Coach ist niemals Verkäufer von Angeboten oder Produkten, seine Seriosität und seine Glaubwürdigkeit sind seine Reputation und sein höchster Wert. Er übt seine Tätigkeit schnittstellenübergreifend aus und sollte deshalb kein Angestellter einer Versicherung oder eines Dienstleisters sein. Seine Tätigkeit steht im Dienste der Menschen, seien dies Gesunde oder Patienten.

3 Patientencoaching, Gesundheitscoaching und Case Management im Brannenburger Modell

„Brannenburger Modell" ist der Name eines Konzeptes für ein Versorgungsunternehmen im Gesundheitswesen, das bereits im Jahre 2001 von einer Münchner Arbeitsgruppe als Zukunftsvision für ein patientenorientiertes sektoren- und fachübergreifendes medizinisches Versorgungsunternehmen entwickelt wurde. Mitglieder der Arbeitsgruppe gründeten im Jahre 2002 zur Förderung dieser Idee den Verein für integrative Patientenversorgung (ViP) mit Sitz in München, der 2007 in die Deutsche Gesellschaft für bürgerorientierte Gesundheitsversorgung (DGbG) umbenannt wurde. Anhand dieses Modells soll im Folgenden die Bedeutung des Patientencoachings, des Gesundheitscoachings und des Case Managements dargestellt werden.

3.1 Entstehungsgeschichte und Ziele

Ausgangspunkt für die Modellentwicklung im Jahre 2001 war ein Zukunftsworkshop in Brannenburg in Oberbayern. Daher stammt auch die Bezeichnung des Modells. Die damalige Fragestellung hatte zunächst eine eher lokale Dimension. Siebzehn Teilnehmer aus unterschiedlichen Bereichen und Berufen der Gesundheitsversorgung Münchens versuchten eine Antwort auf die Frage zu finden: „Wie könnte die Gesundheitsversorgung in München 2010 aussehen?". Vorausgegangen war eine kleine „Delphi-Studie", bei der die Teilnehmer befragt wurden, was sie am meisten an der damaligen Versorgungslandschaft störte und was sie zur Verbesserung der Versorgung vorschlagen. Bei der Auswertung dieser Befragung wurden damals als Mängel des Systems die sektorale Trennung von ambulanter und stationärer Versorgung, die mangelnde Transparenz über Behandlungsqualität und Behandlungskosten, unzureichende Anreize für Wirtschaftlichkeit, Qualität und Effizienz der Leistungserstellung und eine unzureichende, beziehungsweise nicht vorhandene EDV-Infrastruktur genannt. Auch waren sich alle Beteiligten über die mangelnde Unterstützung der Patienten bei ihrer Rolle im Behandlungsprozess einig. Als Zukunftsoption hat die Mehrheit der Teilnehmer für ein sektorenübergreifendes Versorgungskonzept votiert, das sich am Versorgungsbedarf der Versicherten und Patienten orientiert.

Unter dieser Prämisse wurde das „Brannenburger Modell" entwickelt. Als dessen Ziele wurden eine sektoren- und professionsübergreifende Versorgung „aus einer Hand", die kooperative medizinische, pflegerische und soziale Versorgung, ein effektiver und effizienter Ressourceneinsatz und die Sicherung der Versorgungsqualität definiert.

Das „Brannenburger Modell" wurde in der Folgezeit in zahlreichen Veranstaltungen sowie in mehreren Veröffentlichungen der Fachwelt und Gesundheitspolitikern vorgestellt und erreichte dabei einen hohen Bekanntheitsgrad. Inzwischen wurde die Kernidee in verschiedenen neuen integrierten Versorgungsmodellen umgesetzt.

3.2 Die Struktur des Modells

Das Modell sieht für alle angebotenen Versorgungsebenen eine gemeinsame Infrastruktur und ein sektorenübergreifendes medizinisches und betriebswirtschaftliches Management vor (s. Abb. 9). Der gesamte Versorgungsverbund ist entweder als Zentrum oder in Netzform mit Satelliteneinrichtungen organisiert.

Bei der Entwicklung des Konzeptes spielten die vorhandenen gesetzlichen Regelungen zunächst keine Rolle. Inzwischen bieten die §§ 95 (Gesundheitszentrum) und 140 a ff. (Integrierte Versorgung) und Regelungen des Vertragsarztrechtsänderungsgesetzes (VÄndG) reichlich Spielräume für lokale oder überregionale Varianten der Umsetzung. Kern der Idee ist, Gesundheitsversorgung in Form eines Unternehmens mit Trägerschaft und einem übergreifenden Management anzubieten.

Zu den Aufgaben des medizinischen Managements gehören dabei die Sicherung der Qualität der Leistungserbringer (Auswahl- bzw. Ausschlusskriterien, Fortbildung), die Koordination der Versorgungskette, das Disease Management anhand von Leitlinien sowie die interne Qualitätskontrolle. Medizinisches und betriebswirtschaftliches Management arbeiten mit getrennten Aufgabenbereichen eng zusammen.

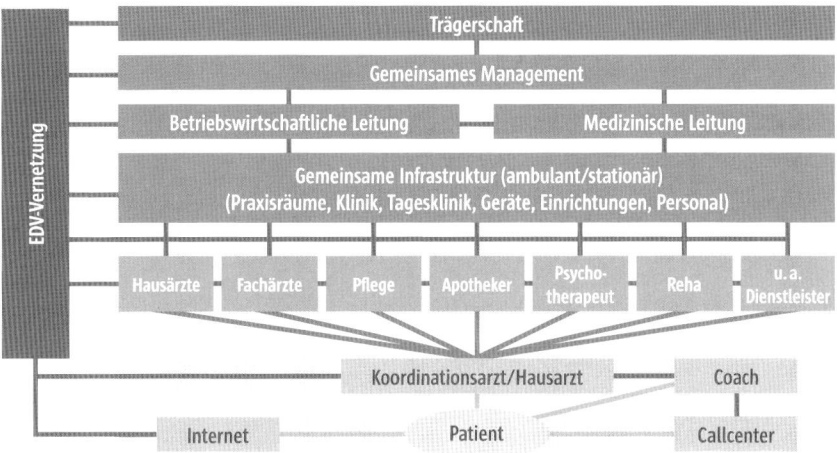

3.2.1   Kontaktebene zum Patienten

Bereits beim Kontakt zum Versorgungssystem ist als eine der Möglichkeiten ein Coach vorgesehen. Der Zugang erfolgt über den Koordinationsarzt (Facharzt für Allgemeinmedizin, hausärztlicher Internist oder geeigneter Facharzt, ggf. mit Gatekeeper-Funktion), ein Callcenter oder über einen Internetzugang. Dieser Bereich erfordert ein abgestimmtes Zusammenwirken all dieser Beteiligten. Eine EDV- bzw. internetbasierte Kommunikationsplattform sowie eine elektronische Patientenakte und eine ebenfalls EDV- und internetgestützte Gesundheitsakte sind dabei unverzichtbare Bestandteile.

3.2.2   Ebene der ambulanten Versorgung

Auf der Ebene der Heilberufe und sonstiger Institutionen, die unmittelbar am Patienten tätig sind, arbeiten Hausärzte, Fachärzte, Klinikärzte, Psychotherapeuten, Apotheker, Pflegedienste, Reha-Ärzte, soziale Dienste, Public-Health-Ärzte sowie Patientencoachs und Case Manager eng zusammen, entweder als angestellte oder freiberufliche Leistungserbringer. Hausarztpraxen oder ausgesuchte komplementäre Spezialpraxen bzw. -einrichtungen können dabei als kooperierende Satelliten eingebunden sein. Alle kommunizieren auf einer gemeinsamen EDV-Basis. Sie haben – je nach Freischaltung durch die Patienten – Zugriff auf deren elektronische Gesundheitsakten und sind zur Dokumentation in einer elektronischen Patientenakte verpflichtet, deren relevanten Inhalte in die persönliche elektronische Gesundheitsakte des Versicherten einzufließen.

3.2.3 Ebene der stationären Versorgung

Klinik und ambulanter Bereich arbeiten eng zusammen. Eine Übergangs-
station für die prä- und poststationäre klinische Versorgung steht für bett-
lägerige Patienten zur Verfügung. Diese Station dient gleichzeitig als Ta-
gesklinik und zur vorübergehenden Versorgung von ambulant Operierten
oder nach invasiven diagnostischen Eingriffen.

3.2.4 Räumliche Gestaltung

Die Raumaufteilung sieht Klinikbereich, Übergangsbereich, ambulanten
Bereich, Reha-Bereich, Funktionsbereiche und ggf. einen Hotelbereich vor,
die weitgehend gemeinsam genutzt werden können. Freiberuflich tätige
Leistungserbringer können diese Bereiche auf Basis einer Miete oder einer
Gebühr mitbenutzen. Zusätzlich können Satelliten-Einrichtungen, wie
Hausarzt- oder Spezialpraxen eingebunden sein.

3.2.5 Einrichtungen und Geräte

Einrichtungen und Geräte werden gemeinsam nach einem abgestimmten
Investitionsplan angeschafft und genutzt. Freiberuflich tätige Leistungserbringer können diese auf Basis einer Miete oder einer Gebühr mitbenutzen.
Sie können auch eigene Einrichtungen und Geräte einbringen. Hierbei sind
sie verpflichtet, die Qualität der Geräte zu gewährleisten und sich dem Ein-
richtungsstil des Zentrums anzupassen.

3.2.6 Mitarbeiter/innen

Angestellte Mitarbeiter/innen stehen grundsätzlich – je nach Qualifikation –
allen Versorgungsebenen zur Verfügung. Sie können auch als „Leihmitar-
beiter/innen" oder assoziierten Leistungserbringern zur Verfügung gestellt
werden.

3.2.7 Informationstechnologische Vernetzung

Durch ein EDV-basiertes Managed Care-Informationssystem (MCI) wird
ein kontinuierlicher zielgerichteter Informationsfluss zwischen allen Beteiligten (Akteuren, Patienten und Versicherten) hergestellt. Mit IT-Unter-
stützung werden alle Behandlungs- und Geschäftsprozesse, unabhängig
von Organisationsgrenzen, abgebildet und verpflichtend in eine einrichtungsübergreifende, multimediale elektronische Patientenakte überführt.
Weitere Anwendungen wie das elektronische Rezept werden im Rahmen
der Vernetzung realisiert.

Nach Freischaltung durch die Patienten haben die im Zentrum arbeitenden Heilberufler Zugriff auf deren elektronische Gesundheitsakten. Die relevanten Inhalte der elektronischen Patientenakte fließen in die persönliche elektronische Gesundheitsakte des Versicherten ein.

Dadurch wird die erforderliche Transparenz der zur medizinischen und wirtschaftlichen Steuerung notwendigen Parameter erreicht. Einrichtungsübergreifende Behandlungs- und Qualitätsstandards können so unterstützt werden. Voraussetzung ist eine bedarfsgerechte Ausgestaltung der Datenschutzregelungen.

Die IT-Infrastruktur ist auch gleichzeitig eine notwendige Voraussetzung für die Tätigkeit der Patientencoachs und Case Manager.

3.3 Coaching-Konzepte im Brannenburger Modell

Coaching und Case Management sind wichtige Funktionen im Modell. Die Zugangswege zum Versorgungsverbund bestimmen der Patient oder Nachfrager (Kunde) zunächst selbst. Er kann zum „Eingangsarzt/Hausarzt" gehen oder sich mit bestimmten Fragestellungen direkt an das „Callcenter" wenden, das ihn berät und weiterleitet. Das Callcenter ist Informationszentrale mit geschütztem Zugriff auf die Datenbank des Verbundes für alle teilnehmenden „Dienstleister", wie auch Schnittstelle der Kommunikation im Verbund und von „Patienten" mit dem Verbund.

Der Hausarzt entscheidet, ob eine Behandlung in der Hausarztpraxis ausreicht oder eine Zusammenarbeit mehrerer Bereiche nötig ist. Wenn erforderlich, kann er dem Patienten entweder einen Coach oder einen Case Manager empfehlen. Dessen Aufgabe besteht dann darin, dem Patienten beim Selbstmanagement bzw. bei der Orientierung im Verbund und beim Übergang zu unterschiedlichen Gesundheitsdienstleistern („Schnittstellenmanagement") zu helfen und die patientenbezogene Kommunikation zwischen den verschiedenen Gesundheitsdienstleistern zu unterstützen. Die Coaching- sowie die Case Management-Funktionen im „Brannenburger Modell" unterscheiden sich dabei nicht grundsätzlich von denen im herkömmlichen System. Nur ist durch die straffere Gliederung, die verbindliche Kooperation der Leistungserbringer und das professionelle elektronische Informationssystem eine höhere Effizienz möglich als im unkoordinierten Versorgungsangebot außerhalb des Verbundes.

Dabei werden dem Versicherten oder Patienten bedarfsabhängig für seine individuellen gesundheitlichen und gegebenenfalls krankheitsbezogenen Fragestellungen kompetente Hilfen zur Selbsthilfe zur Seite gestellt. Grundsatz ist, erst dann helfend einzugreifen, wenn die eigenen intellektuellen, körperlichen, informationellen oder finanziellen Gegebenheiten nicht ausreichen, um ein sinnvolles Selbstmanagement zu gewährleisten. Neben den traditionellen Beratern und Begleitern wie Hausärzten, „Koordinations-ärzten", bestimmten Fachärzten (z. B. Kinderärzten, Frauenärzten), Pflege-kräften, Apothekern gibt es für bestimmte Krankheiten spezialisierte Pa-tientencoachs bzw. Case Manager als fachkundige Begleiter durch das Sys-tem. Ein Beispiel hierfür ist die Kinderonkologie mit aktiver Einbindung der betroffenen Eltern und Familien.

Für häufig vorkommende Krankheiten gelten im „Brannenburger Mo-dell" fachübergreifende klinische Behandlungspfade, die, entsprechend den Gepflogenheiten moderner und professionell geführter Kliniken, hierbei auch den ambulanten Bereich einbeziehen. Ein Case Manager kann je nach Bedarf in Zusammenarbeit mit den beteiligten Behandlern für die Einhal-tung dieser leitlinienorientierten „clinical pathways" sorgen.

Über die reine Führung und Anleitung hinaus organisiert der Verbund krankheitsbezogene Schulungs- und Trainingsmöglichkeiten für die Be-troffenen selber und ihre Familienangehörigen oder Lebenspartner.

Es liegt im Interesse des „Brannenburger Modells", an die Coachs und Case Manager im Verbund hohe Anforderungen zu stellen. Aus diesem Grunde bietet das Modell in einem eigenen Fortbildungszentrum Weiter-bildungsmöglichkeiten sowohl für eigene als auch externe Coachs und Case Manager an. Auf diese Weise tragen sie wesentlich dazu bei, die Idee vom Brannenburger Modell und das an den Bedürfnissen und Erfordernissen der Patienten orientierte Zusammenspiel der Leistungserbringer im Ver-bund zu fördern und zu verwirklichen. Als Dienstleister für die Versicher-ten und Patienten unterstützen und führen sie diese je nach Bedarf und sind dabei gleichzeitig das menschliche Bindeglied zu einer effizienten me-dizinischen Versorgung.

Für das Coaching lassen sich im Brannenburger Modell zwei unter-schiedliche Angebotsarten und Zielgruppen beschreiben:

- Hilfen für Gesunde im Beratungs -und Informationscenter mit dem Ziel, persönlich oder im telefonischen Kontakt Beratung und Infor-mation rund um die Gesundheit und das Wohlbefinden anzubieten.
- Hilfen für Kranke, die im Verbund behandelt werden. Hierfür werden Patienten an Coachs oder Case Manager vermittelt. Zu deren Aufga-ben gehören unter anderem auch die Unterstützung bei der Orien-tierung im Modell und die Sicherstellung des fallbezogenen Informa-tionsflusses und der Kommunikation zwischen den Fachgruppen un-ter Nutzung aller medialen Informationsquellen.

Abschließend sei daran erinnert, dass es sich bei dieser Darstellung des Brannenburger Modells um ein virtuelles Konstrukt handelt. Es ist aller-dings bemerkenswert, dass die Idee inzwischen reale Entsprechungen in unterschiedlicher Ausprägung gefunden hat.

4 Nutzen und Aufgaben des Coachings und Case Managements im Gesundheitswesen

4.1 Der persönliche Nutzen für die Patienten ist der Kern des Patientencoachings

Was wäre so ein Angebot wert, wenn sich daraus nicht ein eindeutiger Nutzen für den Patienten ableiten lässt? Konkret: Das Patientencoaching muss Nutzen für viele Bereiche generieren. Der primäre Ansprechpartner des Coachs ist natürlich der Patient. Damit der Coach unterstützend für den Patienten tätig werden kann, ist er auf Informationen angewiesen. Ebenso muss er für Leistungs- und Kostenträger im Gesundheitswesen nutzbringend sein. Schließlich hängt vom Nutzen seines Handelns auch die Höhe oder die Art seiner Honorierung ab.

4.2 Das Wohl des Patienten ist das originäre Ziel seines Handelns

In früheren Zeiten, vor mehr als 800 Jahren, gab es in Städten und Dörfern Heilkundige, die Medizin praktizierten und selbst Arzneien bzw. Spezifikas herstellten und verkauften. Bereits damals erkannte man die möglicherweise schädliche Verquickung von Heilkunst und Ökonomie und führte eigenständige, voneinander unabhängige Heilberufe ein – den Arzt und den Apotheker. Bis vor circa 25 Jahren gab es ein klares und überschaubares Angebot im Gesundheitswesen. Zwischenzeitlich hat sich dieses Angebot drastisch verändert und wird in Zukunft noch rasantere Änderungen erfahren. Im Arztsektor wird zurzeit in ambulant, teilstationär und stationär unterschieden; es gibt Hausärzte und Organspezialisten und auch die Psyche hat eigene Therapeuten. Die Grenzen sind hierbei nicht klar gezogen. Zusätzlich gibt es auch Spezialisierungen nach Lebensalter und Geschlecht. Viele Ärzte und Psychotherapeuten verfügen auch noch über Zusatzspezialisierungen. Dabei werden die angebotenen Leistungen unterschiedlich von den zahlreichen Versicherungen vergütet. In jüngster Zeit werden auch noch krankenkassenspezifische Versorgungsangebote gemacht. Unterschieden wird bei Ärzten und Kostenträgern noch in präventive, gesunderhaltende und kurierende Leistungen. Kliniken spezialisieren sich ebenfalls und ergänzen die Angebote mit kurativen und rehabilitativen Maßnahmen. Ferner gibt es auch die unterschiedlichen Angebote der Heilpraktiker. Im logistischen Sektor werden Nahrungsergänzungen, apothekenfreie, apothekenpflichtige und rezeptpflichtige Arzneimittel unterschieden. Es gibt somit Kaufhäuser, Drogerien, Apotheken und Versandhandel oder Apotheken, die mit variierendem Marketingdruck für Prävention oder Kuration Angebote unterbreiten. Hierbei gibt es noch deutliche Preisunterschiede zwischen gleichen und ähnlichen Produkten. Des Weiteren bieten sich dem Patienten Wahlmöglichkeiten im Bereich der Heil- und Hilfsmittel, die entweder nur zuzahlungspflichtig sind oder vollständig eigenfinanziert werden müssen. Pflegedienste, betreutes Wohnen und Altenheime mit unterschiedlichsten Angeboten und Serviceleistungen sichern die Qualität im Lebensabend. Soziale Dienste, Ernährungsberater, Fitnesscenter, Personaltrainer, Stilberater und Berater für Feng-Shui helfen, das Wohlbefinden zu sichern.

Unzählige Angebote unterschiedlichster Anbieter für eine Erkrankung oder eine präventive Maßnahme stellen den Patienten heutzutage vor eine nahezu nicht zu bewältigende Herausforderung. Unzählige Formulare kommen erschwerend hinzu, das Ausfüllen überfordert viele. Je nach Erkrankung muss vielleicht sogar noch bedacht werden, ob eine andere Kasse das passende oder bessere Angebot offeriert.

Der Patient hat Wahlfreiheit und freien Zugang zu jeder Angebotsvariante: Er wählt den Onkologen genauso wie den Heilpraktiker, er kann eine schwere Erkrankung mit Drogerieprodukten oder rezeptpflichtigen Medikamenten behandeln lassen. Er kann die Erkältung stationär auskurieren oder sich ambulant operieren lassen, auf die lebensrettende Behandlung verzichten oder sich ambulant einer kosmetischen Operation unterziehen. Er hat die Wahl und niemand hilft ihm dabei. Oder doch? Viele helfen ihm dabei. Manche sicher objektiv, einige jedoch auch mit allergrößtem Eigeninteresse. Der viel gepriesene Wettbewerb überfordert viele Versicherte.

Wenn dann noch permanent politische Änderungen im System mit variierenden Leistungszugängen das ohnehin schon babylonische Angebot noch verwirrender machen, kann weder ein gesunder, noch viel weniger ein schwer kranker Mensch mehr Transparenz erleben. Entscheidungen werden wegen Informationsüberflutung nicht mehr getroffen, Wahlmöglichkeiten werden nicht mehr oder vielleicht falsch wahrgenommen.

Freie Marktwirtschaft ist sicher eine wichtige Forderung, jedoch sind im Bereich der Gesunderhaltung, der Diagnostik und der Therapie Ethik und Seriosität unerlässlich. Der Patientencoach wird nicht über medizinische Belange entscheiden. Jedoch kann er die Patienten z. B. daran erinnern, dass sie das Recht zum Einholen einer Zweitmeinung besitzen.

In der großen Unübersichtlichkeit des Gesundheitswesens, in dem die Herausforderung eines eigenständigen Formularwesens hinzukommt, wie Anträge auf Schwerbehinderung, Rente, Erwerbsunfähigkeit, Umschulung und Sozialhilfe wird der Patientencoach eine helfende, regulierende, erklärende und aufklärende Position einnehmen:

- Er wird dem Patienten als Lotse zur Seite stehen und damit auch eine Verbindung zu den Schnittstellen im Gesundheitssystem darstellen.
- Er wird dem Patienten helfen, mit seiner Wahlfreiheit verantwortungsvoll sich selbst und auch dem System gegenüber umzugehen, denn wählen kann nur derjenige, der die Wahlmöglichkeiten kennt, und sie auch zu differenzieren weiß.
- Er wird dem Patienten Transparenz bieten und ihn unterstützen, seinen persönlichen Weg durch die Angebotsvielfalt zu finden, die für ihn geeignete Wahl zu treffen und dann die Angebote effizient zu nutzen.
- Neben immer weiter steigenden Kassenbeiträgen wird es vermehrt Selbstzahlerangebote geben – der Patientencoach wird hierbei bei der Kosten-Nutzen-Abwägung beratend zur Seite stehen.

4.3 Von der Ärzteschaft benötigt der Coach Akzeptanz

Viele Ärzte stellen fest, dass der Zeitaufwand für die Abwicklung der Bürokratie bald mehr Zeit beansprucht, als die medizinische Betreuung der Patienten. Wöchentlich gibt es neue Formulare für die Praxen, die dem Bürokratieabbau dienen sollen. Zu den Aufgaben der Ärzte gehören heutzutage juristische Formalitäten, wie Aufklärung und Dokumentation. Ebenso sind die Ärzte verpflichtet, bürokratische Aufgaben für die Krankenkassen zu erledigen und unterschiedlichen Behörden Auskunft zu diversen Anträgen zu erteilen. Die Patienten kommen mit weiteren Formularen und Schreiben in die Praxen und bitten das ärztliche Personal um Erläuterung und Unterstützung beim Ausfüllen.

Der Patient von heute wünscht mehr:

- *Erinnerung für Impfungen, für Kontroll- und Nachsorgeuntersuchungen,*
- *Compliance-Unterstützung,*
- *Terminvereinbarungen bei mit- und weiterbehandelnden Ärzten,*
- *Beauftragung von Pflegediensten,*
- *die Wahl der Kurklinik,*
- *die Suche nach einem geeigneten Sanitätshaus oder*
- *die Information über Sozialdienste und über anderweitige soziale Einrichtungen.*

Welcher Arzt kann heute von sich behaupten, in diesen vielen administrativen Bereichen, im gesamten Formular- und Antragswesen, in allen Genehmigungsverfahrensweisen Experte zu sein? Das Kerngeschäft der Ärzte ist die medizinische Patientenversorgung, die Diagnostik und die Behandlung. Es droht bei all den bürokratischen und regulierenden Maßnahmen, dass die Patientenversorgung zu kurz kommt.

Die medizinischen Fachangestellten haben immer mehr Büro- und nichtmedizinische Servicedienste zu leisten und bemühen sich stetig um Patienten, die sie z. B. über die fehlende Kostenübernahme seitens der Krankenkassen aufklären müssen – zusätzlich zu den eigentlichen Aufgaben. Das Praxispersonal ist bereits heute mehr zu Dienstleistern für Angelegenheiten der Kostenträger geworden, als ausschließlich Unterstützung ihres Arbeitgebers, des jeweiligen Arztes, zu sein. Hinzu kommen viele Ablehnbescheide von Anträgen für Pflege, Rente, Hilfsmittelverordnungen, für die in den Praxen die Widersprüche unentgeltlich bearbeitet werden – was zu zahllosen Gesprächen mit den Kostenträgern führt. Individuelle Verträge der Ärzte mit den unterschiedlichen und zahlreichen Kostenträgern erschweren diese Gegebenheiten zusätzlich.

Das gesamte System benötigt eine Entlastung, damit in den Arztpraxen wieder die medizinische Versorgung für die Patienten die Hauptrolle spielt. Der Coach übernimmt keine ärztlichen Aufgaben, sondern entlastet den Arzt und das Praxispersonal von nichtärztlichen Aufgaben. Unerlässlich ist es, dass der Coach Kontakt mit den behandelnden Ärzten pflegt, damit er den Patienten mit Rat und Tat zur Seite stehen kann. Hierfür braucht der Arzt die Erkenntnis, dass er in seiner ärztlichen Tätigkeit nicht ersetzt werden soll, sondern ihm seine Arbeit erleichtert wird und somit Freiräume im Zeitmanagement für das gesamte Praxisteam entstehen.

4.4 Krankenhäuser – der Patientencoach als Schnittstelle zum ambulanten System

In Krankenhäusern werden heute schon Teilaufgaben des Coachs umgesetzt, wenn es, wie auch in Arztpraxen, um die Optimierung von internen Prozessen geht. Die Sozialberatung vermittelt Pflegedienste und Kontakte zu anderen sozialen Einrichtungen, so wie dies auch medizinische Fachangestellte in Arztpraxen tun.

Von ambulant zu stationär ist das Patientencoaching bisher nicht verwirklicht. In umgekehrter Reihenfolge vermittelt jedes Krankenhaus einen anderen Pflegedienst, das bedeutet für die Hausärzte, dass sie in Folge mit 10–15 verschiedenen Diensten zusammenzuarbeiten haben. Daraus resultieren für die Patienten eher Nachteile, da der Hausarzt mit z. B. vielen Pflegediensten – und damit noch mehr Betreuer – Ansprechpartner für all seine Patienten hat. Die Aufrechterhaltung einer kontinuierlichen Beratung und Betreuung des Patienten gelingt nach der Entlassung aus der Klinik in kaum nennbarem Umfang. Während der Prozess der Entlassung mehr oder weniger gut abgebildet wird, ist die Kontinuität der weiteren Versorgung nicht mehr verifizierbar. Für nicht pflegebedürftige Patienten wird derzeit keine weitere Betreuung im Sinne eines Coachings vorgehalten. Zur Umsetzung der Therapieempfehlung, der Sicherung der Therapie, der Einhaltung der Kontrolltermine und der Wahrnehmung der begleitenden Maßnahmen muss ein sektorübergreifend kundiger Coach gefordert werden. So können Entlassungsprozesse vereinfacht, Ressourcen gewonnen und die Effektivität der Krankenhausbehandlung gesteigert werden. Die Informationszentrale Coach im ambulanten Bereich bietet die Möglichkeit, Angebote und Qualitätsnachweise zielgerichtet einzusetzen. Dieses Wissen begünstigt die Patientenberatung durch den Patientencoach.

4.5 In seinem Tun dient der Patientencoach der ökonomischen Wertschöpfung

Das Problem der Finanzierung des Gesundheitswesens ist so übermächtig geworden, dass es zu Leistungsbeschneidungen seitens der Kostenträger und zu zusätzlichen Finanzbelastungen der Patienten kommt, womit die Versorgungsqualität in Gefahr gerät. Wer heute von der Gefahr einer Zweiklassenmedizin spricht, hat die Realität der Mangelversorgung in unserer bereits vorhandenen Mehrklassenmedizin noch nicht erkannt. So manch einer, der sich den Zahnersatz heute noch leisten kann und für einen kosmetischen Eingriff investiv tätig wird, kann die Zuzahlung für lebenswichtige Medikamente vielleicht morgen schon nicht mehr aufbringen. Beitragsrückerstattung bei fehlender Inanspruchnahme heißt noch lange nicht, dass eine nicht erfolgte Therapie nicht notwendig gewesen wäre. Die Wertvorstellung des Einzelnen prägt sein Verhalten in der Nutzung des Gesundheitswesens. Der Einsatz der persönlichen Mittel oder die Nutzung eines vordergründigen Geldsegens durch Rückerstattung setzt einen informierten, mündigen und entscheidungsfähigen Versicherten voraus. Eine falsche Entscheidung kann in ihrer Auswirkung die Versichertengemeinschaft nachhaltig belasten. Es gibt hierbei kaum die Hop- oder Top-Entscheidung, sondern eine Menge an partiellen Fehlentscheidungsmöglichkeiten. Der nicht gemachte Arztbesuch verhindert die Prävention. Die Unsicherheit in der Entscheidung vervielfacht die Kosten, sei es durch „Doktorhopping" oder mangelndes Verordnungsmanagement. Die Selbstdiagnose, Selbsteinweisung oder Selbstbehandlung führt nicht immer zur Wahl des richtigen Weges.

Hier muss ein Zusammenspiel von Wahlfreiheit, Patientenwille und richtiger Beratung erfolgen. Effektivität und Effizienz haben nichts mit Leistungsverzicht oder Leistungsbeschränkung zu tun. Die beste Ökonomisierung wird durch einen gut informierten Patienten erreicht, der die ihm gegebenen Möglichkeiten zielgerichtet einsetzt und konsequent im Bereich der Prävention und Kuration handelt. Die Unübersichtlichkeit des heutigen Systems, das zufällige Nutzen von Angeboten und die Anzahl an wahrscheinlichen Fehlentscheidungen bei der Leistungswahl können durch den Patientencoach vermindert werden. Wer seine Bedürfnisse kennt und äußern kann, ist auch in der Lage, seine Wahl entsprechend zielgerichtet zu treffen. Damit ist der Coach die geeignete Instanz, bei den Versicherten das Verständnis, das Verstehen und damit auch die Compliance zu fördern und dadurch die Versicherten zu rationalen Nutzern von angebotenen Versicherungsleistungen hinzuentwickeln.

4.6 Der öffentlichen Hand und der Politik schafft der Patientencoach zufriedene Wähler

Die Gesundheit war schon immer ein sehr wichtiges Thema bei politischen Wahlen und wurde zum Prüfstein während jeder Regierungsperiode. Trotz vieler Reformen, Einschränkungen, hochwissenschaftlicher Studien und innovativer Konstrukte gelang es nie, die Misere der Finanzierung und des Angebotes in den Griff zu bekommen. Der Sozialstaat geriet immer mehr ins Wanken und alle gesundheitspolitischen Spezialisten, deren berufliche Ausbildung nie im Bereich der medizinischen Versorgung gelegen war, mussten früher oder später ihren Abschied bekannt geben. Sie setzten den Hebel an der Angebotsstruktur und an der finanziellen Vergütung an und suchten immer den sparsamen Weg. Heute ist die Gesundheitspolitik der Meilenstein für den Bestand einer Regierung und trotz aller Misserfolge werden Lösungen hauptsächlich im wirtschaftlichen Bereich gesucht.

Die Steigerung der Anzahl der Verkehrstoten bekam man erst in den Griff, als man beim Nutzer ansetzte. Keiner dachte jemals daran, die Anzahl der Toten durch Beschränkung der Fahrzeuge oder durch Erhöhung der Kosten zu reduzieren. Im Gesundheitswesen kann dies ähnlich gesehen werden. Erst wenn der mündige Bürger auch das Gesundheitswesen effektiv nutzt, wird eine spürbare Veränderung geschehen. Hierfür benötigt er konkrete Hilfestellung, mehr als die Vielzahl der unübersichtlichen Angebote im Internet oder die mannigfaltigen Präventionsangebote seitens der Kostenträger. Auch eine erhöhte Selbstbeteiligung wird die ineffektive Nutzung der Angebotsstrukturen nicht verhindern. Ein Blick auf die Selbstbeteiligung: Sie geht zu Lasten des Konsumverhaltens oder sie bewirkt den Verzicht auf notwendige Leistungen, die später zu einem dramatischeren und für den Patienten belastenderen Krankheitsverlauf und damit auch zu erhöhten Kosten führt. Die patienteneigenen Wertvorstellungen haben nichts mit objektiver Qualität zu tun. Die Fehlinvestition der Versicherungsgelder wird lediglich durch eine Fehlinvestition der Kaufkraft jedes Einzelnen ersetzt. Eine Reglementierung der Leistungserbringer, die permanent zunimmt, wäre in anderen Wirtschaftsbereichen undenkbar. Dass soziale Bedürfnisse ähnlich befriedigt werden wollen, wie das Bedürfnis nach Luxus und Ansehen, sollte dabei beachtet werden.

Im Gesundheitswesen muss beim „Verbraucher" angesetzt werden. Nicht die ziellose Nutzung von Angeboten unter dem wahlpropagandistischen Begriff „Wahlfreiheit" ist die Lösung, sondern der Aufbau von Grundlagen, nach denen jeder seine Wahlfreiheit verantwortungsvoll nutzen kann. Das Erkennen von Bedürfnissen, das Nutzen von individuell notwendigen Angeboten und das konsequente Handeln birgt die kostensparende effektive Nutzung unseres Gesundheitswesens. Hierfür benötigen die Versicherten Beratung, Unterstützung und ein frei gewähltes Controlling. Die Anleitung zur effektiven Nutzung der Angebote schafft Erfolge für die Patienten, im Sinne von Sicherheit und Geborgenheit im Gesundheitssystem und somit Zufriedenheit und zusätzlich Ökonomie für das gesamte System.

4.7 Die Aufgaben ergeben sich aus dem Nutzen

Der Coach ist der Allrounder im Gesundheitswesen, der das Wissen verschiedenster Berufsbilder in sich vereint und konkretisiert, ohne diese zu ersetzen. Er schafft Entlastung und Transparenz. Er bietet einen praktikablen und für den einzelnen Patienten wertvollen Lösungsansatz für die heutigen finanziellen Probleme im Gesundheitswesen. Seine Aufgabengebiete gliedern sich in folgende Bereiche, in denen auf die Zielgruppen Bezug genommen wird.

4.7.1 Der Patient und seine Bedürfnisse

4.7.1.1 Patienten, die eine Versorgung suchen

Unwohlsein, Schmerzen oder Ängste lassen Patienten, die einem unübersichtlichen Gesundheitsmarkt gegenüberstehen, vielleicht nach dem Versuch einer Selbstdiagnose einfach den wahrscheinlichsten Zugang wählen. Ob dies der sinnvollste, der beste oder der qualifizierteste Zugang zu einem System ist, bleibt dahingestellt. Haben diese Patienten zufällig die falsche Wahl getroffen, kann eine sehr umständliche Reise durch Praxen und Klinikambulanzen beginnen: Das kostet Zeit, ist meist sehr aufwendig und damit sehr häufig demotivierend. Der Patientencoach soll, ohne selbst zum Diagnostiker zu werden, diesen Zugang vereinfachen, denn er kennt die regionalen Strukturen und Besonderheiten. So hilft er dem Patienten Zeit zu sparen, sein Problem schnell gelöst zu bekommen und letztendlich Kosten zu sparen. Dies gilt für alle Anbieter im Gesundheitsmarkt.

4.7.1.2 Chronisch kranke Patienten

Chronische Krankheiten und ganz besonders die Multimorbidität benötigen neben den richtigen Maßnahmen vor allem eine perfekte Organisation. Regelmäßige Kontrolluntersuchungen, ein übersichtliches Arzneimittelmanagement und das Wissen um kurze und zielführende Wege im Gesundheitssystem sind Faktoren, die es zu bewältigen gilt. Hier benötigen viele Menschen, die bereits durch die Erkrankung selbst eingeschränkt sind, Hilfe. Meist beurteilen Gesunde die angebotenen Serviceleistungen und wundern sich, wenn diese nicht wahrgenommen werden. Der kranke Mensch ist um ein vielfaches hilfloser. Leicht können Missverständnisse entstehen, wenn beispielsweise Termine nicht verstanden und dann nicht wahrgenommen werden, wenn Arzneimittel in der Apotheke noch gekauft werden, aber zu Hause im Schrank liegen bleiben.

4.7.2 Nach der Entlassung ist vor der Einweisung

Diese Aussage darf nicht gelten. Dennoch werden viele Patienten nach der optimalen Versorgung im Krankenhaus nach der Klinikentlassung wieder selbstverantwortlich handeln müssen. Dies stellt manche vor teilweise unlösbare Probleme. So passiert es, dass Patienten sich wieder stationär einfinden, da die Weiterversorgung nicht ausreichend organisiert und somit auch nicht gewährleistet war. Aber auch der umgekehrte Fall kommt häufiger vor, dass Patienten anbehandelt oder schlecht informiert das Krankenhaus verlassen und im ambulanten Bereich noch keine Weiterversorgung organisiert wissen. Hier kann der Coach schnell vermitteln, wie z. B. Termine besorgen und Kontakte herstellen, Hilfsmittel organisieren, Essen auf Rädern, eine vorübergehende Putzhilfe und bei Bedarf viele weitere Hilfestellungen in die Wege leiten.

4.7.3 Patienten mit Systemüberforderung

Wer kennt sich heute noch in unserem Gesundheitswesen aus? Es gibt kaum Versicherte, für die unser Gesundheitswesen transparent ist. Seien dies nun die Kostenerstattung, die Zusatzversicherung, diverseste Angebote der Krankenkassen oder der Leistungserbringer und ganz besonders die vollkommen unübersichtliche Flut von Formularen der verschiedensten Behörden, die das Leben und erst recht die Gesundwerdung erschweren. Nur ein gut geschulter Patientencoach kann hier Abhilfe schaffen und eine gänzliche Systemverirrung verhindern. Schon ein Gesunder kann diesen ständigen Veränderungen – Gesundheitsreformen genannt – nicht mehr folgen, kranke Menschen noch weniger.

4.7.4 Patienten mit speziellem Bedarf

Nicht jeder Versicherte ist krank. Viele möchten mit Eigeninitiative ihre Gesundheit möglichst lange erhalten. Von Impfungen bis hin zu sehr teuren Ganzkörper-Scans gibt es viele sehr unterschiedliche und deshalb kaum miteinander vergleichbare Angebote. Wer bietet welche Leistung an und welches Angebot kann sich der Patient wirklich leisten? Derartige Fragen können nur beantwortet werden, wenn der Patientencoach intensiven Kontakt zum regionalen Gesundheitswesen hat. Ganz gleich, ob der Rat- oder Hilfesuchende ein Erwachsener, ein Kind und dessen Erziehungsberechtigter ist oder gar ein Betreuer, der Verantwortung für einen Menschen übernommen hat. Alle werden früher oder später an die Grenzen der eigenen Informationsmöglichkeit stoßen und professionelle Unterstützung benötigen. Auch der Wellnessbereich will verstanden sein, gute Angebote müssen von schlechten getrennt und die individuelle Kaufkraft muss berücksichtigt werden. Diese Beratung ist Sache des Coachs, die Entscheidung bleibt beim Patienten.

4.7.5 Patienten haben Angehörige

Der Patientencoach steht dem Patient und seinen Angehörigen als basis-
medizinisch und organisatorisch ausgebildeter Coach im Sinne einer umfassenden disease education zur Verfügung. Als solcher wirkt er auch auf
die Angehörigen mit Erklärungen, Ratschlägen, Informationen und organisatorischen Hilfen und Zuarbeiten ein. Durch sein medizinisches Grundla-
genwissen in Verbindung mit Erfahrungen, Fortbildung und konkreten
Rückfragen bei den Leistungserbringern stärkt er bei den Angehörigen das
Verständnis für die jeweiligen Krankheiten und Symptome und ist Ansprechpartner für Fragen, die diese vielleicht im Kontakt mit den Leistungserbringern aus Unkenntnis, fehlendem Mut, Rücksicht auf das betroffene Fami-
lienmitglied nicht stellen oder die aus Zeitmangel unzureichend beantwortet werden. Er ist in der Lage, den Angehörigen weiterführende Hinweise,
aber auch Literatur zur Erkrankung zur Verfügung zu stellen bzw. Bezugs-
möglichkeiten aufzuzeigen und damit stetig an der Compliance und dem
Empowerment der betroffenen Angehörigen zu arbeiten. Angehörige stellen
einen wesentlichen Erfolgsfaktor im Gesundungsprozess des Patienten dar.
Ihr Verständnis, ihr Mitgefühl und ihre Hilfe sind durch den Patientencoach
für den Patienten aktivierbar. So nehmen die Effektivität und die Effizienz
des Coachings zu.

Die umfassend vorhandenen Informationen stellt er nicht nur dem Patienten zur Verfügung, sondern ist auch Ansprechpartner für Angehörige
und Bezugspersonen der Patienten, deren Einfluss auf den Patienten selbst
sehr wichtig sind oder deren Mithilfe für einen günstigen Krankheitsverlauf
sorgen kann. Dies ist eine völlige Neuerung, da die Kostenträger bislang
ausschließlich den Versicherten selbst mit Leistungen bedacht haben. Die
Rolle der Angehörigen ist jedoch, insbesondere wenn ein Krankheitsverlauf
von der Lebensweise und den Lebensumständen des Patienten abhängt,
eine verkürzte Sicht, die mit dem Instrumentarium des Patientencoachs
teilweise überwunden werden kann, da seine Hilfen auch den Angehörigen
und Bezugspersonen zugutekommen. Von besonderer Bedeutung und
Wichtigkeit ist dies für pflegende Angehörige. Der Patientencoach soll die
Beratungsaufgabe der ärztlichen Leistungserbringer allerdings nicht ersetzen, sondern im Vorfeld und während der Behandlung zweckmäßig ergänzen.

Neben der Beratung des Patienten und der Angehörigen auf dem Gebiet
des Umgangs mit der Krankheit berät der Patientencoach ebenfalls in Bezug
auf eine zweckmäßige Inanspruchnahme der angebotenen Leistungen des
Gesundheitssystems. Dazu soll der Coach über eine gute Kenntnis der Versorgungsangebote im regionalen Einzugsbereich des Patienten verfügen
und in Bezug auf die gebotene Versorgungsqualität, die entstehenden Kosten (für die Kostenträger wie auch für den Patienten selbst), eventuelle Ko-

operationsnetze und spezifische Vorteile von Versorgungsangeboten beraten. Der Patientencoach informiert sich dazu insbesondere auch über die Qualitätsberichte der Krankenhäuser sowie Qualitätszertifikate der Ärzte und weiterer Leistungserbringer. Diese Beratung soll wiederum den Patienten dabei entlasten, selbst solche Informationen einholen und bewerten zu müssen. Dabei kann Beratungsinhalt auch sein, ob und welche zusätzlichen Behandlungen gegen Zuzahlungen zu erhalten sind.

Der Patientencoach unterstützt die Patienten und Angehörigen in der konkreten Planung von evidenzbasierten Behandlungsabfolgen, insbesondere wo mehrere Segmente von Leistungserbringern ineinandergreifen, beispielsweise in der Abfolge haus- und fachärztliche Versorgung, Krankenhaus und Rehabilitation. Bei mehreren gleichzeitigen Erkrankungen (Multimorbidität) ist die Unterstützung bei der Abfolge von Behandlungen und Therapien für den Patienten sehr hilfreich. Der Patientencoach nimmt dazu mit den Leistungserbringern Kontakt auf und koordiniert Anforderungen und Termine mit dem Patienten, vertritt aber auch die Interessen des Patienten, wenn dieser selbst in Bezug auf seine Kenntnisse überfordert ist oder aus mangelnder Aktivität sie nicht selbst wahrnehmen kann. Dies kann bedeuten, dass der Patientencoach bei Verdacht auf Behandlungsfehler weitere Schritte zur Aufklärung anregen und den Patienten auf seine Möglichkeiten und Rechte hinweisen kann.

Ein weiterer Punkt ist die Zusammenarbeit mit Kostenträgern und öffentlichen Stellen, die durch den Patientencoach ebenfalls beratend unterstützt, teilweise selbst wahrgenommen werden kann. Hier sind insbesondere Finanzierungsfragen, aber auch die Inanspruchnahme von kommunalen Hilfen und Diensten ein Einsatzfeld, das den Patienten allein häufig überfordert, insbesondere in Verbindung mit den krankheitsbedingten Belastungen. Sollten Probleme der Kostenträger mit Leistungserbringern auftreten, kann der Patientencoach als Ansprechpartner der Kostenträger für die Sachverhaltsklärung dienen und andererseits die Hilfen der Kostenträger kompetent in Anspruch nehmen. So ist bei Problemen im Zusammenhang mit Behandlungsfehlern und Schadensersatz bereits im Vorfeld ein kompetenter Ansprechpartner für Beweissicherung und Beratung für Patient und Kostenträger verfügbar.

4.7.6 Compliance und effektives Handeln eines mündigen Bürgers

Der Begriff des mündigen Bürgers wird als Behauptung, Hoffnung oder Ausrede immer wieder gern benutzt. Der mündige Bürger ist ein Tausendsassa, der in jeder Lebenslage aufgrund seines profunden Wissens über alle Gesetze, seine Rechte und seine Pflichten die richtigen Entscheidungen treffen kann. Dies kann der mündige Bürger natürlich auch noch im Zustand eines getrübten Bewusstseins oder einfach nur im Krankheitsfall ohne den Wunsch auf Selbstnutz und im Sinne der Gemeinschaft tun.

Wie absurd dieser Wunsch ist, muss jedem deutlich werden, der Menschen in ihrer unterschiedlichsten Ausprägung kennt. Die Intelligenz, die Merkfähigkeit, die Beurteilungskraft und das Wissen sind so unterschiedlich wie der Daumenabdruck. Also hat jeder Mensch seine eigenen Bedürfnisse oder glaubt diese aufgrund von externer Einflussnahme zu haben. Welche Bedürfnisse hat jeder Einzelne wirklich und wie kann er diese erkennen? Hier findet der Coach einen Aufgabenbereich, dem Patienten beim Erkennen seiner wirklichen Bedürfnisse zu helfen und diese dann natürlich auch zu priorisieren. Allein schon zu wissen, was wichtig für ihn ist, lässt den Patienten viele Irr- und Umwege einsparen.

Nicht jeder Mensch ist mehr Herr seines Wissens und Handelns. Krankheiten oder Folgezustände von Krankheiten führen zu Defiziten im Begreifen und Wissen und damit zu fehlendem Wissen über die Konsequenz des eigenen Handelns. Hier helfend einzugreifen, oft einfache Dinge zu organisieren, Angebote zu vermitteln oder Leistungen zu terminieren, müssen die Aufgaben eines objektiven Patientencoachs sein.

Mancher überforderte Patient ist mit Unterstützung in der Lage, sich bedarfsgerecht zu verhalten. Richtiges und konsekutives Handeln kann nur bei ausreichender Compliance erfolgen. Der Patientencoach ist der Wegweiser zu compliancefördernden Maßnahmen, die er selbst erst einmal erlernen muss. Er wird in vielen Fällen die Koordination und Organisation von diagnostischen und therapeutischen Empfehlungen oder Anweisungen umsetzen müssen, da der Patient hierzu vielleicht nicht mehr in der Lage ist. Missverständnisse können in der Medizin nicht nur Erfolge verhindern, sondern eben auch zu Schaden führen, die es zu verhindern gilt.

Hat ein Patient einmal seine Bedürfnisse definiert, Entscheidungen getroffen und die ersten Schritte unternommen, muss er vielleicht im Wirrwarr weiterer Entscheidungen wieder an die bereits getroffenen erinnert werden. So entsteht eine Konsequenz, die zielführend und im Endeffekt für das System auch kostensparend ist. Sollte eine ehemalige Entscheidung nicht mehr gelten, muss diese bewusst und willentlich geändert werden. Hierfür kann der Coach Beratung anbieten und somit die Sicherheit für den Patienten erhöhen.

4.7.7 Die Ökonomie und der effiziente Einsatz von Ressourcen

Da der Patientencoach vom Patienten über dessen Wege im Gesundheitswesen informiert ist, können doppelte Ansätze bei diagnostischen Maßnahmen oder Untersuchungen erkannt und vermieden werden. Der Coach stärkt den Patienten, ähnliche Diagnostik zu verweigern, erfasst gemeinsam mit ihm dessen Gesundheitsdaten und hilft ihm dabei, die Übersicht zu bewahren.

Außerdem kann ein informierter Patient deutlich effektiver seine Ärzte und Therapeuten über seine Krankheitsgeschichte unterrichten.

Das Wechseln von Arzt zu Arzt ist häufig Ursache einer mangelnden Bedürfnisklärung. Dieses Doktorhopping kann durch Aufklärung und einer individuellen Bedarfsanalyse reduziert werden. Wenn der Patient seinen Bedarf kennt, kann er die Angebote besser beurteilen und wird nicht verführt, in derselben Fachgruppe mehrere Ärzte aufzusuchen. Durch die Beratung des Patientencoachs vereinfacht sich der Weg für die Versicherten im Gesundheitsmarkt. Bislang gibt es Ratschläge von vielen Personen, Bekannten oder Verwandten, die immerhin für ihr eigenes Problem eine Lösung gefunden haben. Ob diese Empfehlungen auch für den Ratsuchenden geeignet sind, wer weiß?

Bei der Einnahme von Arzneimitteln spielen mangelnde Information, Angst vor Unterversorgung oder auch die Unübersichtlichkeit bei vielen Verordnungen eine Rolle. Der Coach kann durch eine Stärkung des Bewusstseins im Arzneimittelgebrauch und -verbrauch Einfluss auf ökonomische Komponenten nehmen. Mit Arzneimittelplänen, die der Patientencoach erstellt und pflegt, kann mehr Übersichtlichkeit und eine erhöhte Arzneimittelsicherheit erreicht werden, als wenn viele Ärzte ohne gemeinsames Wissen unterschiedliche, evtl. ähnliche oder gar gleiche Medikamente verordnen.

Ein weiteres wichtiges Angebot ist die Erläuterung des Prinzips ambulant vor stationär. Patienten verfügen oftmals nicht über die erforderlichen Informationen, um zu überblicken, welche Angebote das ambulante System bietet und wählen dann vielleicht unnötig einen stationären Aufenthalt. Durch eine umfassende individuelle Aufklärung können so unnötige Kosten vermieden werden.

Insgesamt betrachtet bietet der Coach durch seine Arbeit einen bewussteren und zielorientierten Umgang mit den Angeboten des Gesundheitswesens. So ist es auch möglich, die vorhandenen Mittel zielgerichtet einzusetzen. Der Einsatz der Ressourcen wird so deutlich effizienter und die nötige Versorgung wird ausreichend genutzt.

4.7.8 Der Patientencoach und die Leistungs- bzw. Kostenträger

Der Patientencoach unterstützt die behandelnden Leistungserbringer in Information und Beratung, wo diese aufgrund der zeitlichen Enge der Behandlungsabfolgen nicht mehr in notwendigem Maße durch Arzt und Praxispersonal erfolgen können. Sein Informations- und Beratungsansatz stützt sich dabei weniger auf fachlich medizinische Aspekte als vielmehr darauf, was der Patient und Angehörige in der konkreten Situation zur Verbesserung der Symptome beitragen können und welche Schritte zu unternehmen sind. Bei später auftauchenden Unklarheiten kann der Patientencoach schnell und gezielt Rücksprache halten. Er verbindet Arzt und Patient auch außerhalb der Sprechzeiten und Kontrolltermine durch schnelle professionelle Kommunikation.

Der Patientencoach wird die Leistungserbringer auch bei der organisatorischen Abwicklung von Behandlungen unterstützen. Diese Unterstützung reicht von der Verbesserung der Termintreue bis hin zur Organisation von Behandlungsketten und Absprachen zur Wiedervorstellung der Patienten nach Behandlungen sektorfremder Leistungserbringer.

Ebenfalls arbeitet er eng mit den Kostenträgern zusammen und hält bei Bedarf Verbindung mit öffentlichen Stellen. Die Kommunikation wird für den Patienten insbesondere dort wichtig, wo Finanzierungsprobleme auftauchen könnten, besondere Angebote der Kostenträger zu nutzen sind, aber auch wo Behandlungsfehler und Schadensersatzprobleme eine enge Abstimmung mit Kostenträgern notwendig werden lassen. Durch die Tätigkeit des Patientencoachs ist für den Kostenträger ein kompetenter Ansprechpartner im Umfeld des Patienten verfügbar. Für alle Belange zwischen Patient und Kostenträger gilt, dass alle notwendigen Kommunikationsprozesse durch den Patientencoach beschleunigt und professionell ablaufen.

4.8 Grundbedingungen der Arbeit des Patientencoachs

4.8.1 Vertrauen ist die Basis

Im Patientencoach vereinigen sich viele Ansprüche, die den meisten Berufen im Gesundheitswesen zu eigen sind. Integrität und Ehrlichkeit bei der Bedürfnisklärung und Zielfindung sind Voraussetzungen, damit zwischen dem Patienten und dem Coach Vertrauen entstehen kann. Dieses Vertrauen ist die Grundlage für die notwendige Einsichtnahme in die Gesundheitsdaten des Patienten. Ohne dieses Wissen wird er kaum eine realistische Beratung durchführen können. Neben dem Wissen um den Gesundheitszustand ist für die Planung von präventiven Leistungsnutzungen das Wissen um die finanziellen Verhältnisse notwendig. Hierfür ist das Vertrauen der Meilenstein der Zusammenarbeit. Der Coach muss sich dieses Vertrauen erst verdienen und darf somit nicht durch Abhängigkeiten gefährdet werden. Wie ist das soziale Umfeld des Patienten gestaltet, wie sind seine Familienverhältnisse? Aus dem Gesamtwissen ergibt sich die Möglichkeit, mit allen Leistungserbringern im Gesundheitswesen effizient zusammenzuarbeiten.

4.8.2 Wissen ist das Grundwerkzeug

Neben einer fundierten Ausbildung ist das Wissen um regionale Versorgungsstrukturen und Angebote von herausragender Bedeutung. Keine Region ist mit einer anderen vergleichbar. Die Anbieterdichte, Wettbewerbsaktionen, Qualitätsmerkmale, strukturelle Unterschiede und Angebote können sich drastisch unterscheiden. Auch die Bevölkerungsstruktur oder das soziale Netz dürfte in den meisten Fällen kaum vergleichbar sein. Dieses Sich-Auskennen oder besser im System zu Hause zu sein, wird eine wichtige Voraussetzung für ein sinnvolles Handeln des Patientencoachs sein. Hierzu braucht er Instrumente in der Erlangung des nötigen Know-hows und im Management, um schnell an Insiderwissen zu kommen.

Diese regionalen Systemkenntnisse sowie das Wissen über das gesamte Gesundheitswesen mit den vielen Vorschriften und Gesetzesänderungen müssen besonders in ihrer Aktualität ständig sichergestellt werden. Die Angebotsstrukturen der Leistungserbringer und der Kostenträger ändern sich ständig und müssen einem kontinuierlichen Update unterliegen. Das Gleiche gilt für den zunehmenden Formalismus, der mittelfristig sicher keinem Abbau unterliegt. Gerade die Formularflut wird den Patienten vor neue und immer wiederkehrende Probleme stellen. Das Zeitmanagement des Patienten und die individuellen Bedürfnisse benötigen einen fundierten Kenntnisstand in den Methoden des Coachings.

Ein weiteres Wissensfeld ist die logistische Abwicklung im Bereich der Arzneimittel und der Medizinprodukte. Hierbei gehören das Wissen über die Methoden der Preisgestaltung und Preisvergleichsmöglichkeiten zum Know-how des Patientencoachs. So wird wirtschaftliches Denken zum Nutzenangebot für den Patienten.

4.8.3 Konsequenz des Handelns ist die Symbiose von Vertrauen und Wissen

Der Patient hört nur dann auf den Coach, wenn Vertrauen in die Person und in die vorhandene Kompetenz vorhanden ist. Der Patient wird der Beratung konsequent folgen, wenn er sich sicher ist, dass Wissen und individuelles Interesse an seiner Person Grundlage der Beratung sind. Schließlich liegt die Effektivität der Nutzung des Coachs in der Kontinuität der Betreuung. Dies stellt auch den Wert des Coachs für den Patienten dar. Dass diese Kompetenz und dieses Wissen nicht ohne eine definierte, umfassende und kontrollierte Ausbildung erzielbar ist, versteht sich von selbst. Nur so kann dem Patienten eine sichere und objektive Beratung zuteilwerden.

4.9 Gefahren für den Coach

So sinnvoll ein Patientencoach ist, so mannigfaltig sein Nutzen für den Patienten und für das Gesundheitswesen sein kann, so viele Gefahren verbergen sich hinter seinem Tun, wenn dieses nicht ohne Sekundärnutzen für Dritte ausübbar ist. Eine mögliche Kriminalisierung soll hier nicht thematisiert werden, wohl aber mögliche Gefahren, die bei Unachtsamkeit oder falscher Positionierung des Coachs entstehen können.

4.9.1 Ökonomische Gefahren

Jeder Patientencoach läuft Gefahr, dass er durch einseitige Informationen, die er von Anbietern erhält, zum Marketingwerkzeug im Sinne der jeweiligen Leistungserbringer oder Krankenkassen manipuliert wird. So wird er zu einem ökonomischen Multiplikator für diese Interessenten und nicht mehr zum vertrauensvollen Berater der Patienten. Wessen Brot er isst, dessen Lied er singt. Darum sollte auf eine Anstellung bei einzelnen Leistungserbringer oder Krankenkassen verzichtet werden. Die für den Patienten nutzbringende Beratung ist sein primäres, ohne Abhängigkeiten zu erreichendes Ziel. Wie diese Objektivität in großen Verbundsystemen zu beurteilen ist, bleibt abzuwarten. Die Chance in der Integrierten Versorgung nicht Diener eines Herrn zu sein, kann zu einer neuen und vielleicht objektiven Positionierung des Patientencoachs führen.

Die Chance einer im Sinne des Patienten durchgeführten Steuerung darf nicht zu einer Patientensteuerung für einzelne Interessenten verkommen. Auch der Missbrauch im Vertrieb bestimmter Produkte ist schädlich für die Akzeptanz durch die betroffenen Patienten. Wenn dieses neue Berufsbild Vertrauen und Breitenwirkung erhalten will, dürfen derartige Mechanismen keine Rolle spielen.

Auch der Einsatz zur Optimierung von betriebs- oder systeminternen Prozessen trifft nur zum Teil das Patienteninteresse. Meist dient diese Art von Coaching einem internen Qualitätsmanagement zur Optimierung von Patientenströmen und Finanzflüssen.

Der Patientencoach muss sich von Sekundärinteressen so weit wie möglich freihalten, sonst wird er nicht nur unglaubwürdig, sondern für den Patienten überflüssig.

4.9.2 Richter ohne Befugnis

Seitens des Patienten könnte der Coach schnell als Anlaufstelle für dessen Unmut oder für Beschwerden aller Art werden. Dieses ist nicht seine Aufgabe; ebenso sollte er sich nicht als Schlichter oder Richter sehen. Er kann dem Patienten alternativ einen neuen Anbieter nennen und gleichzeitig eine Angebotsdatenbank zur Bewertung und Beratung aufbauen, in der eine Beschwerdehäufigkeit registriert werden kann. Dies wird dann zum persönlichen Erfahrungsschatz des Coachs. Als Schlichter oder Richter wird er sich jedoch zwischen die Stühle setzen und auf Dauer kann er dann weder dem Patienten helfen, noch den Kontakt zu Leistungsanbietern halten.

Auf- oder abwertende Äußerungen zu Gutachten oder Verfahrensergebnissen sind ebenso riskant, da die Beurteilung eines Gesundheitszustands oder einer Behinderung nicht zum Aufgabenbereich des Patientencoachs gehört. Er kann Gutachter vermitteln und die Koordination von Verfahren anbieten, aber nie selbst als Bewerter auftreten.

4.10 Die Ethik ist Grundlage des Vertrauens

Nach einem Blick auf mögliche Gefahren für Vertrauen und Unabhängigkeit ist die Grundeinstellung, eben die Ethik des Handelns als Patientencoach, von herausragender Bedeutung.

4.10.1 Freiheit des Handelns und das Selbstverständnis

In den Beratungsthemen darf der Coach nur dem Patienten verantwortlich sein und muss dies mit seinem Selbstverständnis und seinem Fachwissen vereinbaren können. Zwänge und sekundäre Geschäftsinteressen für sich oder Dritte dürfen keinen Einfluss auf die Beratung haben. Keinesfalls darf ein Patientencoach mit Erfolgsprämien oder Provisionen seine Vergütung erzielen. Der Coach ist nicht an Weisungen Dritter gebunden; er arbeitet in einem freien Anstellungsverhältnis und ist nur dem Patienten und sich selbst gegenüber verantwortlich. Er darf weder an Zielvereinbarungen noch an Geschäftsinteressen seines Arbeitgebers gebunden werden. Er darf keinen sekundären Nutzen aus positiven oder negativen Empfehlungen erhalten. Der Nutzen liegt für seinen Arbeitgeber in seiner ethischen Grundhaltung und Ausstrahlung, in seinem Image der objektiven Beratung und im Signal, dass auch der Arbeitgeber im Patienteninteresse handelt. Er hilft dem Patienten sich selbst zu steuern, steuert aber den Patienten nicht im Auftrag Dritter. Er dient seinem Arbeitgeber als Compliance-Verstärker und als vertrauensbildende Maßnahme und nicht zur Patientenanpassung an betriebsinterne Prozesse. Zu den Aufgaben gehört durchaus auch, dass er dem Patienten hilft, sich in einer Institution besser zurechtzufinden und den besten Weg darin zu wählen.

4.10.2 Verantwortlichkeit gegenüber dem Patienten

Die Verantwortung gegenüber dem Patienten ist nicht übertragbar. Sie umfasst das körperliche, seelische und soziale Wohlbefinden, das durch Beratung, Organisationshilfe oder Empfehlung gefestigt oder verbessert wird. Der Patientencoach ist über alle Wissensinhalte, die er im Rahmen seiner Tätigkeit über den Patienten, dessen Gesundheit, dessen finanziellen Status oder sozialen Stand oder Umfeld erfährt, zur absoluten Verschwiegenheit auch gegenüber seinem Arbeitgeber verpflichtet. Somit ist diese Schweigepflicht der ärztlichen Schweigepflicht gleichzusetzen. Es ist zu fordern, dass dies ähnlich wie bei Ärzten, Anwälten oder Priestern berücksichtigt wird. Eine Befreiung von der Schweigepflicht kann der Patient für den Coach gegenüber einzelnen Personen oder gegenüber Behandlungsteams in toto oder partiell geben.

Er ist natürlich gegenüber dem Patienten nicht weisungsbefugt und bietet lediglich Beurteilungskriterien und Informationen über Wahlmöglichkeiten. Seine Wortwahl wird sich auf „Können“, „Möglichkeiten“ und „Entscheidungshilfen“ beziehen, jedoch nie auf „Müssen“ oder „Sollen“. Die Entscheidung liegt immer beim Patienten.

4.10.3 Sicherheit durch unabhängiges Controlling

Der Coach benötigt einen unabhängigen Ansprechpartner für Problemstellungen, bei Zwängen oder bei Schwierigkeiten Entscheidungen zu treffen. Er braucht Supervision und einen Ansprechpartner, über den er die Qualität des eigenen Handelns überprüfen und sicherstellen kann. Außerdem muss dieser Ansprechpartner ihm die Möglichkeit für einen kontinuierlichen Optimierungsprozess bieten. Die Ausbildung des Coachs muss einem Standard entsprechen, die dem Patienten auch die Beratungskompetenz aufzeigt. Der Patientencoach muss nach Erhalt seines „Diploms“ einer einheitlichen Qualitätssicherung unterliegen, die dem Patienten die Sicherheit der Unabhängigkeit, der Vertrauenswürdigkeit und der Kontinuität als Berater gibt.

5 Die Bedeutung von Patientencoaching

5.1 Einführung

5.1.1 Gesundheitswesen in der Kostenfalle

Das Gesundheitswesen, genauer gesagt das durch die gesetzlichen Versicherungen finanzierte Gesundheitswesen, befindet sich zurzeit in einer Phase der Krise. Diese Krise ist durch steigende Ausgaben der gesetzlichen Kostenträger, durch ansteigende Preisentwicklung und mehr Behandlungen, sowie die Reduktion der Einnahmen durch schrumpfende Beiträge der Versicherten bestimmt. Der adäquate Ausgleich der Kostensteigerung über steigende Beiträge der Versicherten ist den Kostenträgern aus volkswirtschaftlichen Gründen verwehrt.

Der Ausweg aus dieser „Kostenfalle" kann daher nur einerseits durch Kostensenkung erreicht werden, bei andererseits höheren Beiträgen durch mehr und aktivere Beitragszahler. Dabei bestehen Probleme: Die Streichung von Leistungen aus dem Leistungskatalog der Kassen ist bereits in Teilen erfolgt, weitere Streichungen sind politisch kaum durchsetzbar. Dazu kommt, dass eine völlige Streichung von Leistungen aus diesem Katalog die bedürftigen Patienten, ohne eine Ausgleichsmöglichkeit, mit Behandlungskosten in voller Höhe übermäßig belasten würde. Auch einer einseitigen Reduzierung der Entgeltsätze durch die Kostenträger sind Grenzen gesetzt, da die Qualität der medizinischen Versorgung dadurch nicht herabgesetzt werden soll und durch resultierende Insolvenzen die bestehende Versorgerstruktur nachhaltig gefährdet wäre. Bereits jetzt bestehen Versorgungsengpässe ärztlicher Versorgung in strukturschwachen Gebieten der alten und insbesondere neuen Bundesländer, da die Entgelte gesetzlicher Kostenträger den Aufwand der Leistungserbringer nicht mehr decken.

Die Krankheitskosten innerhalb der deutschen Bevölkerung zeigen in Bezug auf das Alter eine paretoähnliche Verteilung. Für eine erste Einschätzung der von bestimmten Krankheitsbildern verursachten Durchschnittskosten sowie eine Aufschlüsselung nach Altersgruppen der Patienten können Daten des statistischen Bundesamtes herangezogen werden (s. Tab. 1).

Tab. 1   Gesundheitsausgaben nach Ausgabenträgern; Quelle: DeStatIS vom 16. August 2006/
*Zahlen 2005 Eigenrecherche. Aus der Tabelle ergibt sich, dass die Kostenträger
des Gesundheitswesens gKV, pKV, gPV Effizienzreserven aus einem Betrag von über
170 Milliarden € heben könnten.

Gesundheitsausgaben nach Ausgabenträgern				
Gegenstand der Nachweisung	2002	2003	2004	2005*
gesetzliche Krankenversicherung	132.935	135.583	131.564	134.800
private Haushalte und Organisationen	26.926	28.505	32.073	
private Krankenversicherung	19.453	20.438	21.112	22.064
gesetzliche Pflegeversicherung	17.309	17.438	17.587	17.858
öffentliche Haushalte	14.411	14.424	14.535	
Arbeitgeber	9.402	9.672	9.678	
Ausgabenträger insgesamt	220.436	226.060	226.549	174.722

5.2   Effizienzsteigerung durch Integration

Daher werden allseits Wege gesucht, das bestehende System im Markt des Gesundheitswesens zusätzlich durch Verbesserung von Effizienz und Effektivität des Systems selbst kosteneffizienter zu gestalten und bestehende Reserven zu heben.

Als grundsätzlicher struktureller Nachteil dieses Systems werden seine hohe Komplexität und der hohe Grad an Fragmentierung dieses Marktes angesehen. Dieses gilt sowohl für die Seite der Kostenträger als auch für die Seite der Leistungserbringer. Auf Kostenträgerseite bestehen mit Kranken-, Renten-, Pflege- und Unfallversicherung vier Arten von Kostenträgern, die organisatorisch völlig getrennt und mit eigenen gesetzlichen Grundlagen ausgestattet sind, jedoch teils alternativ, teils kumulativ die Wiederherstellung der Gesundheit ein und desselben Patienten zum Ziel haben können. Lediglich ergänzend sei hinzugefügt, dass durch die Sozialleistungen kommunaler Behörden noch ein weiterer Kostenträger hinzukommen kann.

Aufseiten der Leistungserbringer ist durch stetige Abgrenzung und Spezialisierung von Einrichtungen und Berufsgruppen ein System geschaffen worden, das ebenfalls in hohem Maße fragmentiert ist. Hier sind Krankenhäuser, niedergelassene Haus- und Fachärzte, Therapeuten, Pflegeeinrichtungen und -dienste, Rehabilitations-Einrichtungen sowie die Pharmazie zu nennen. Sie verfügen jeweils über eigene, nicht kompatible Entgelt- und Anreizsysteme und sind insbesondere organisatorisch voneinander getrennt.

Diese Trennung bringt Verwerfungen und Ineffizienzen mit sich, die sich auf die Kosten der Gesamtbehandlung eines Patienten nachteilig auswirken: Verantwortungsbrüche führen dazu, dass einzelne Behandlungsabschnitte unter unterschiedlicher Trägerverantwortung durchgeführt werden. Geht ein Patient von einer Versorgungsebene in eine andere über, werden Untersuchungen und Behandlungen häufig nochmals durchgeführt, da die eigene, ungeteilte, straf- und zivilrechtliche Verantwortung es erfordert, „sichere Ergebnisse" zu haben. Zugleich bieten Verantwortungsbrüche Anlass zur Verschleierung von Verantwortlichkeiten und Missständen. Derlei Verantwortungsbrüche sind bereits innerhalb eines Krankenhauses zwischen verschiedenen Abteilungen zu finden, in noch größerem Umfang naturgemäß beispielsweise zwischen den Gliedern der Behandlungskette Arzt, Krankenhaus, Rehabilitation. Noch weit häufiger verbreitet sind Medienbrüche, die dadurch entstehen, dass bspw. patienten- und abrechnungsrelevante Informationen von Behandlern erst in die bestehende Daten- und Informationsstruktur eines anderen Behandlers überführt werden müssen, was Mehrarbeit bedeutet und obendrein fehleranfällig ist. Zusätzlich erhöhen sich durch Mehraufwand auch die Störanfälligkeit des Prozesses und letztlich die Behandlungsdauer.

5.2.1 Re-Integration am Patienten

Durch Re-Integration von Behandlungssegmenten im Rahmen der Integrierten Versorgung (§ 140 a SGB V) sollen diese Probleme verringert und bewältigt werden. So gut dieses Konzept auch ist, hat es aber den Nachteil, dass es in den bislang erkennbaren Konzepten nur die Segmentierungen innerhalb der Leistungserbringer verringert, aber die Segmentierung zwischen den „Lagern" Kostenträger, Leistungserbringer und Patient nicht nennenswert zu verringern vermag, weshalb eine patientenorientierte Interaktion und Kommunikation zwischen diesen weiterhin erschwert ist.

Der Patient als Bedarfsträger medizinischer Leistungen ist durch das Naturalleistungsprinzip zudem weitgehend aus der Gegenseitigkeit der Leistungserbringung und Kostentragung ausgekoppelt. Dadurch fällt der Patient als direkte Kontrollinstanz bezüglich erbrachter Leistungen aus, weil er von den Abrechnungen keine Kenntnis hat. Auch die Kostenträger sind zumindest in Bezug auf die Abrechnung ärztlicher Leistungen im Nachteil, weil die Abrechnungsdaten erst binnen Jahresfrist durch die Kassenärztlichen Vereinigungen an die Kostenträger weitergereicht werden. Selbst wenn sich der Kostenträger wegen Rückfragen an den Patienten wenden wollte, hat dieser typischerweise nach dieser Frist wenig Erinnerung daran, welche Leistungen erbracht wurden. Festzuhalten ist also, dass auch im Verhältnis Patient – Kostenträger Brüche die Kommunikation erschweren.

Ein Ansatz zur Steigerung der Effizienz des Systems ist daher eine Stärkung der Rolle des Patienten als mündigem Konsumenten und Leistungsbezieher sowie die Unterstützung der Patienten im Umgang mit der Krankheit selbst im Sinne der disease education.

Hier setzt das Konzept des Patientencoachings an, das eine Schnittstellenfunktion zwischen Patient sowie Kostenträgern, Leistungserbringern sowie innerhalb der Leistungserbringer übernehmen soll. Indem der Patient durch den Coach im Umgang mit seiner Krankheit und in Auswahl und sinnvoller Nutzung der regional vorhandenen medizinischen Leistungsangebote unterstützt wird, wird eine bedeutende Effizienzsteigerung der medizinischen Versorgung und der aufzuwendenden Mittel eintreten, die allerdings auch wiederum zur Finanzierung der Dienstleistung des Patientencoachs herangezogen werden muss.

5.3 Prävention als wesentlicher Aspekt des Patientencoachings

5.3.1 Begriff der Prävention

Bei der Prävention handelt es sich um medizinische Interventionen, die die Verhinderung des Eintrittes von Krankheitszuständen zum Ziel haben. Krankheitszustände in diesem Sinne sind sowohl diejenigen eines Krankheitsbildes, das als solches verhindert werden soll, wie auch solche, die sich als Krankheitsfolgen eines bereits vorhandenen Krankheitsbildes darstellen. Im Beispiel des Diabetes betrifft Prävention also sowohl die Verhinderung eines dauerhaft überhöhten Blutzuckerspiegels, also des Diabetes an sich, als auch die Verhinderung daraus resultierender Folgeschäden (Erblindung, „diabetischer Fuß"). Durch eine Stärkung der Prävention könnte insbesondere bei den Krankheitsbildern, die sich durch falsche oder nachlässige Lebensführung ergeben, erhebliches Leiden verhindert wie auch Behandlungs- und Rehabilitationskosten reduziert werden. In einigen Bereichen hat die Prävention bereits erhebliche Erfolge zu verzeichnen, so bei den Impfprogrammen zur Verhinderung von Infektionskrankheiten oder auch bei der Kariesprophylaxe in der Zahnmedizin. Maßnahmen der Prävention werden zurzeit, im Gegensatz zu den Behandlungskosten der Krankheiten an sich, nur im Rahmen von bestimmten Programmen durch die gesetzlichen Kostenträger erstattet.

5.3.2 Prävention und Behandlung

In der modernen Medizin verwischen die Begriffe Prävention und Behandlung. Traditionell grenzen sie sich danach ab, ob ein vorhandenes Krankheitsbild wieder zurückgeführt werden soll, oder ob die Verhinderung von noch nicht vorhandenen Schäden bzw. Folgeschäden im Vordergrund steht. So gesehen ist aber jede Verminderung von Infektionsrisiken im Umfeld einer Operation Prävention und gehört dennoch selbstverständlich zur Behandlung dazu. Ebenso selbstverständlich ist die Verhinderung des Eintrittes eines Krankheitszustandes die vorzugswürdigste Form der Behandlung. Eine Differenzierung ist insofern aus der Sache heraus gesehen zunächst wenig fruchtvoll und wird hier auch nur soweit vorgenommen, als es sich als notwendig erweist. Prävention im Sinne der Vermeidung von Folgeschäden aus bereits manifesten Krankheitszuständen wird als Tertiärprävention bezeichnet. Sie ist heute selbstverständlicher Bestandteil der Behandlungskonzepte und hat in entsprechende Qualitätsnormen umfassend Eingang gefunden. Es kann aber festgehalten werden, dass Maßnahmen der Tertiärprävention zwar gefordert, jedoch nicht separat, geschweige denn zusätzlich vergütet werden. Daher ist die Tertiärprävention einer der ersten „Kandidaten" wenn es darum geht, Behandlungsprozesse zu verschlanken und den Behandlungsaufwand zu minimieren.

5.3.3 Prävention und Gesundheitsförderung

In den Bereich der Prävention spielen auch alle Maßnahmen der allgemeinen Gesundheitsförderung hinein, in der es nicht um die Verhinderung spezifischer Krankheitsbilder geht, sondern die unspezifisch den Gesundheitszustand verbessern wollen. Darunter fallen beispielsweise Kampagnen zur Förderung von Sport und ausgewogener Ernährung sowie zur Reduktion von Stress. Die hier angesiedelte Primärprävention versucht also, Krankheit begünstigende Risikofaktoren zu reduzieren (s. Abb. 10).

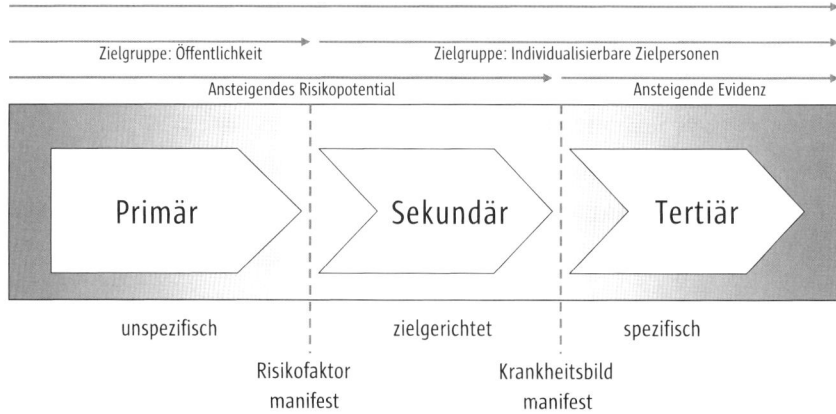

Abb. 10 Präventionsfelder im Überblick; Quelle: Newstand gGmbH 2006

Spezifischer auf den Eintritt einzelner Risikofaktoren und die Verhinderung spezifischer Krankheitsbilder fokussiert ist die Sekundärprävention. Ihr Ziel ist es, das Bestehen und Ausmaß von Risikofaktoren noch vor Ausbruch der Krankheit festzustellen, um rechtzeitig intervenieren zu können. In diese Sparte der Prävention fällt der Bereich der Früherkennung und Vorsorgeuntersuchungen. Krebs, Herz-/Kreislauferkrankungen, Diabetes, Depressionen, Morbus Alzheimer, Beschwerden durch Rückenschmerzen sind nur einige Beispiele, in denen rechtzeitige Intervention und Gegensteuern enorme Behandlungskosten einsparen könnten.

5.3.4 Methoden der Prävention

Die Prävention setzt an den Grundaspekten menschlichen Handelns an: Wissen und Wollen bzw. Kognition und Motivation. Für beide Aspekte gilt, dass im Bereich der Primär- und Sekundärprävention das Risiko des Krankheitseintrittes noch nicht realisiert ist, wogegen nach erfolgtem Krankheitsausbruch die Evidenz der faktisch erfolgten Erkrankung sowohl auf kognitiver als auch motivatorischer Ebene für die Beeinflussung der Patienten hilfreich ist. Ebenfalls gilt, dass für die Gesundheitsförderung wie die Primärprävention die zu beeinflussende Zielgruppe nur allgemein bestimmbar ist, wogegen die Adressaten der Sekundär- und Tertiärprävention insofern individualisier- und bestimmbar sind, als hier bereits medizinisch gesicherte Diagnosen über Risikofaktoren (bspw. überhöhter Blutdruck) und Krankheitsbilder vorliegen.

5.3.5 Verbesserung der Kognition

Auf kognitiver Ebene kommt der Aufklärung und Wissensvermittlung naturgemäß die größte Rolle zu. Die konkreten Zusammenhänge zwischen Lebensweisen und Krankheitsbildern, zu beobachtende Risikofaktoren, Indikatoren, mögliche Gegenmaßnahmen, Anlaufstellen und weitere Informationen ermöglichen es den Zielgruppen erst, ihr Verhalten entsprechend anzupassen. Maßnahmen im Rahmen der Primärprävention sind entsprechend breit angelegte Aufklärungskampagnen in unterschiedlichsten Medien. Typische Akteure sind neben Staat und Versicherungen auch zahlreiche Stiftungen. Der Information sind aber inhaltliche Schranken gesetzt. Beispielsweise verbietet sich für viele Krankheitsfolgen eine allzu drastische Darstellung in allgemein zugänglichen Medien; bei Vorliegen von individuellen Risikofaktoren ist es aber denkbar, dass individuellen Patienten gegenüber „offener" kommuniziert wird.

> Gesagt ist nicht gehört,
> gehört ist nicht zugehört,
> zugehört ist nicht verstanden,
> verstanden ist nicht einverstanden,
> einverstanden ist nicht angewendet,
> angewendet ist nicht beibehalten.
>
> (Konrad Lorenz)

Im Bereich der Sekundär- und Tertiärprävention sind Träger der Aufklärung und Wissensvermittlung die befunderhebenden Stellen, also vorrangig niedergelassene Ärzte. Diese informieren ihre Patienten über aktuelle Befunde und können auch Rückkoppelung über die Wirkung und Ergebnisse des Patientenverhaltens geben und Irrtümer bekämpfen. Im Zuge der weiteren Mittelverknappung wird jedoch zu beobachten sein, ob diese Träger dieser Aufgabe in ausreichendem Maße nachkommen können. Zunehmend wird sie auf weitere Mitarbeiter in den Arztpraxen abgegeben, ohne dass diese ausreichend dafür qualifiziert sind. Hier ist im Verbund mit den Ärzten für den Patientencoach ein Tätigkeitsfeld eröffnet in dem er bereits zielgruppenspezifisch tätig ist und sich zur individuellen Informationsvermittlung sowohl eigenen Materials als auch der Materialien der Kostenträger bedienen kann. Der Patientencoach wirkt als Nebeneffekt auch primärpräventiv, indem er Angehörige informiert. Diese Primärprävention ist aber kein Ziel sondern lediglich ein Nebeneffekt seiner Arbeit.

5.4 Verbesserung der Motivation

Die dem Menschen eigenen Verhaltensweisen, insbesondere psychisch bedingte Schwächen bei der Einschätzung und Bewertung von Risiken, verhindern aber, dass entsprechende Informationen gleichzeitig den Aspekt der Motivation mit beeinflussen. Dass der übermäßige Konsum von Genussmitteln die Gesundheit beeinträchtigt, dürfte auf Informationsebene hinreichend dargestellt sein, eine hinreichende Handlungsmotivation stellt sich dennoch überwiegend nicht ein. Daher ist auf der Motivationsebene der Einsatz zusätzlicher Methoden wünschenswert, um Motivationshemmnisse individuell zu erheben und zu beseitigen. Beispielsweise kann auch ein ungünstiges Lebensumfeld die Motivation beeinträchtigen. Dazu sind zwei Wege grundsätzlich denkbar:

- die Stärkung der intrinsischen Motivation, also der Selbstmotivation des Patienten, sowie
- die extrinsische Motivation durch zusätzliche Belohnungen oder „Strafen".

In Anbetracht der Tatsache, dass extrinsische Motivationsfaktoren, bspw. Erlass von Beitragsleistungen oder höhere Zuzahlungen nicht im Ermächtigungsbereich des Patientencoachs liegen, ist sein Hauptbeeinflussungsfeld bei der Stärkung der intrinsischen Motivationsfaktoren zu suchen. Beispielhaft seien hier die möglichen Motivationsfaktoren nach Reiss genannt, von denen viele den Vorzug haben, auch bei älteren oder psychisch beeinträchtigten (bspw. depressiv gestimmten) Patienten wirksam sein zu können.

Grundmotive nach Steven Reiss, 2000

- Macht — (Erfolg, Leistung, Führung)
- Unabhängigkeit — (Freiheit, Autarkie)
- Neugier — (Wissen und Wahrheit)
- Anerkennung — (soziale Akzeptanz, Zugehörigkeit, positiver Selbstwert)
- Ordnung — (Stabilität, gute Organisation)
- Sparen/Sammeln — (Anhäufen materieller Güter)
- Ehre — (Loyalität und charakterliche Integrität)
- Idealismus — (Streben nach sozialer Gerechtigkeit und Fairness)
- Beziehungen — (Freundschaft, Kameradschaft, Humor)

- Familie   (eigene Kinder, Familie)
- Status   (Reichtum, social standing)
- Rache/Wettkampf   (Konkurrenz, Kampf, Vergeltung)
- Eros   (erotisches Leben, Sexualität und Schönheit)
- Essen   (Essen und Nahrung)
- Körperliche Aktivität (Fitness und Bewegung)
- Emotionale Ruhe   (Entspannung und emotionale Sicherheit)

Die hier dargestellten Motive ergänzen sich bei den Patienten zu einem individuell unterschiedlichen Motivbündel, das durchaus auch in sich widersprüchlich sein kann, etwa wenn durch eine Operation kosmetische Nachteile erwartet werden. Diese Motivlage gilt es zunächst zu erkennen, um dann folgend intervenieren zu können. Durch gezielte Verknüpfung des erwünschten Verhaltens mit zusätzlichen Motiven im Motivbündel kann ein erfahrener Patientencoach beträchtliche Motivationspotenziale beim Patienten freisetzen und Irrtümer bzw. Fehlverhalten korrigieren. Sofern bspw. ältere Menschen den Wunsch haben, ihren Angehörigen nicht zur Last zu fallen und aus diesem Wunsch heraus ihre Gesundheit vernachlässigen, ist es möglich, durch Hinweise auf die Belastung der Allgemeinheit mit den zu erwartenden Behandlungskosten (Idealismus, Ehre) ein Motiv zu schaffen. Durch bewusste Einbeziehung des Lebensumfeldes von Patienten kann auch mittelbar auf ihn eingewirkt werden (sofern der Patient der Einbeziehung zustimmt), wodurch sich auch zusätzliche Motive ergeben können. Diese individuelle Motivation ist ausschließlich persönlich und mit einem höheren Zeitaufwand zu leisten, wozu nur die betreuenden Hausärzte (soweit selbst motiviert) und ausgebildete und erfahrene Patientencoachs in der Lage sind.

5.4.1 Folgerungen

Der Einsatz von Patientencoachs auf den unterschiedlichen Ebenen der Prävention hängt von den zu realisierenden Einsparungspotenzialen ab. Aussicht auf Einsparungspotenziale haben die Bereiche der Sekundär- und Tertiärprävention, da hier die Schadenspotenziale bei jedem Patienten bereits absehbar sind. Im Folgenden werden auf diesen Überlegungen aufbauend die konkreten Einsatzmöglichkeiten des Patientencoachings besprochen.

5.5   Sektoren nach Krankenklassen und Altersstufen der Bevölkerung

Ebenfalls aus den Daten des statistischen Bundesamtes lassen sich Krankheitsklassen bestimmen, in denen der Einsatz der Patientencoachs sich als besonders hilfreich erweisen würde. Aus der Tabelle 2 geht bereits hervor, dass der bei Weitem überwiegende Teil der Krankheitskosten bei Mitbürgern ab 65 Jahren anfällt. Unabhängig von der Frage, warum es zu dieser Häufung kommt und inwieweit durch Patientencoachs hier Abhilfe geschaffen werden kann, kann festgestellt werden, dass die Gruppe der über 65-jährigen Mitbürger als Zielgruppe geeignet ist und auch aus anderen Gründen verstärkt der Hilfe, Zuwendung und Orientierung bedarf.

Tab. 2   Kosten nach Krankenklassen, sortiert nach Kosten 65–85-Jährige

Kosten 2004 nach Krankheitsklassen und Alter in EUR je Einwohner der jeweiligen Altersgruppe				
Gegenstand der Nachweisung	Insgesamt	Davon im Alter von:		
		15–65	65–85	Ab 85
Krankheiten insgesamt	2.730	1.980	5.950	14.750
Kreislaufsystem	430	190	1.430	3.690
Muskel-Skelett-System	300	240	690	1.050
Verdauungssystem	400	410	630	600
Neubildungen (Tumore)	210	140	620	860
Psychiatrische Krankheiten	280	210	450	2.720
Endokrine, Ernährungs- u. Stoffwechselkrankheiten	140	100	400	450
Nervensystem	120	80	290	730
Verletzungen u. Vergiftungen	130	90	270	940
Symptome u. klinische abnorme Befunde a. n. k.	130	50	240	2.330
Atmungssystem	140	100	230	370

Krankheiten des Herz-/Kreislaufsystems stellen in der Gruppe der über 65-Jährigen, wie auch bei den über 85-Jährigen exakt ein Viertel der Gesundheitskosten. Sie werden bei der Gruppe der über 65-Jährigen gefolgt von Krankheiten des Muskel-Skelettsystems, bei den über 85-Jährigen von den psychiatrischen Krankheiten (hier vermutlich mit Masse Demenz) mit 18 % der jeweils altersspezifischen Krankheitskosten. Die drei aufwendigsten Krankheitsklassen machen zusammengenommen 46 % der Kosten bei den über 65-jährigen Mitbürgern aus, bei den über 85-Jährigen 50 % (s. Tab. 3).

Tab. 3   Krankheitskosten nach Altersstufe, Quelle: Statistisches Bundesamt (DeStatIS), 2006

Kosten 2004 nach Alter in EUR je Einwohner der jeweiligen Altersgruppe				
Insgesamt	Davon im Alter von:			
	unter 15	15–65	65–85	85 u. mehr
2.730,-	1.110,-	1.980,-	5.950,-	14.750,-

Dies bedeutet, dass bei einer Konzentration des Einsatzes von Patientencoachs auf ältere Mitmenschen ab 65 Jahren erhebliche Einsparungen möglich sein sollten. Nach den Daten des Statistischen Bundesamtes waren in der Bundesrepublik Deutschland etwa 3,3 Mio. Einwohner ab 85 Jahre alt, etwa 12 Mio. Mitbürger im Alter zwischen 65 und 85 Jahren.

In Bezug auf die Krankheitsbilder kommen insbesondere Menschen mit Erkrankungen des Herz-/Kreislaufsystems, des Muskel- und Skelettsystems, und psychiatrischer Krankheiten in Betracht.

Diese Eingrenzung der Zielgruppe bedeutet jedoch nicht, dass nicht auch in anderen Zielgruppen der Einsatz von Patientencoachs hilfreich sein kann. Eine entsprechende Zuordnung könnte nach Kriterien wie Komplexität der Erkrankung/Behandlung, zu erwartende Behandlungskosten und ebenfalls Tendenz zur frühzeitigen Chronifizierung erfolgen.

5.6   Wirkung seiner Tätigkeit

Im Folgenden soll dargelegt werden, welche Auswirkungen die Tätigkeiten des Patientencoachs auf die Patienten und im Weiteren auch auf die sonstigen Marktteilnehmer haben sollen, um die angestrebten Einsparpotenziale zu erreichen.

5.6.1   Patienten und Angehörige

Patienten und Angehörige, zumal in fortgeschrittenem Alter, zeichnen sich generell durch eine höhere Anfälligkeit für Krankheiten (und eine entsprechend höhere Morbiditätsrate) aus. Bestimmte leichte Symptome gehören nahezu zum Selbstbildnis dieser Altersgruppe und werden von den Patienten selbst und ihrer Umwelt mit höherer Akzeptanz bewältigt. Problematisch ist, dass das Verständnis für die Notwendigkeit von vorbeugenden Maßnahmen in dieser Altersgruppe sinkt. Daher sind ältere Menschen in Bezug auf zwei wesentliche Aspekte des Umgangs mit Krankheiten als Patienten problematisch: Die Compliance, also die Einsicht in die Tatsache, krank zu sein und dagegen etwas tun zu müssen (regelmäßige Arztbesuche, angepasste Ernährung und Lebensführung, generell Prävention) ist vermindert, wie auch die Adherence, also die konsequente Beibehaltung der Therapie und der angeratenen Veränderungen des Lebensstils. Unterstützt wird dieser Mangel von einer Tendenz zur Vereinsamung. Ein stabiles Umfeld von Familienangehörigen und Bezugspersonen als Vermittler der Notwendigkeit zur Vorsorge ist häufig nicht mehr vorhanden. Dieses Problem mangelnder Compliance und Adherence ist allerdings nicht nur auf ältere Mitbürger beschränkt, sondern ist bei fast allen Patienten jeglicher Krankheitsgruppen anzutreffen.

Die Arbeit des Patientencoachs soll eine Aktivierung der Patienten im Sinne einer positiveren Herangehensweise an die Krankheit bewirken. Dazu ist wesentlich, dass der Patient die Möglichkeit hat, sich über seine Erkrankung möglichst umfassend zu informieren. Die Information stärkt das Selbstbewusstsein des Patienten und fördert die positive Verarbeitung des Krankheitserlebnisses.

Durch die Einbeziehung des Lebensumfeldes der Patienten wird zusätzlich ein Kommunikationskanal etabliert und genutzt, der Compliance und Adherence der Patienten stärkt und unter Umständen auch erst ermöglicht. Durch die direkte Ansprache von Bezugspersonen werden bewusste und unbewusste Verfälschungen des Patienten bei der Kommunikation mit seinem Lebensumfeld über sein Krankheitsbild neutralisiert, wobei die Privatsphäre der Patienten auf Wunsch natürlich weiterhin unangetastet bleiben soll. Durch offene Kommunikation und Information erfolgt zusätzlich eine Stärkung der Angehörigen und Bezugspersonen in ihrem Umgang mit der Krankheit.

Die Aktivierung und Information führt bei den Patienten zu einer bewussteren Wahrnehmung der Versorgungsmöglichkeiten und Alternativen. Die ergänzende Kenntnis der regionalen Versorgungsangebote führt zu einer zweckmäßigeren Inanspruchnahme von Dienstleistungen des Gesundheitssystems. Durch die Vermittlung der Kenntnisse des Patientencoachs in Bezug auf Qualitätskriterien und das regionale Versorgungsangebot wird der Patient in seiner Rolle als mündiger Kunde gestärkt, mit der Folge, dass eine zusätzliche Aktivierung und Identifizierung mit der Behandlung eintritt.

Dazu kommt, dass die verbesserte Wahrnehmung von Qualitätsunterschieden in der medizinischen Versorgung durch die Patienten auch einen stärkeren wirtschaftlichen Druck auf die Trägergesellschaften ausübt, was derzeitig mangels ausreichender Kenntnisse der Patienten noch nicht erkennbar der Fall ist.

Die zusätzliche Organisation der Behandlungsketten für und mit den Patienten stärkt ebenfalls die Rolle der Patienten gegenüber dem Leistungserbringer, bedeutet aber auch für den Patienten selbst eine zusätzliche Kooperationspflicht, die sich positiv auf die Termintreue und Adherence auswirken wird.

In der Summe wird der Patient seine Krankheit weniger als Schicksal, sondern mehr als Herausforderung und die Behandlung der Symptome, weniger als lästige Pflicht, sondern als selbstbewusste Inanspruchnahme verdienter Leistungen ansehen.

5.6.2 Leistungserbringer

Die Kommunikation der Leistungserbringer mit den Patienten ist heute in mehrfacher Hinsicht problematisch. Das größte Problem ist für den Leistungserbringer die fehlende Zeit, sich dem Patienten ausreichend zu widmen und dessen Informationsbedürfnis zu befriedigen. Zusätzlich will der Leistungserbringer aber häufig auch dem Patienten nicht Entscheidungen überlassen bzw. Probleme aufdecken, die den Patienten überfordern. Wo Zeit das größte Problem ist, werden Informationen oftmals vom Praxispersonal oder gleich auf Merkzetteln übergeben, womit der Patient keine Möglichkeit zur Rücksprache hat. Der Patientencoach unterstützt den Leistungserbringer bei der Information des Patienten über sein Krankheitsbild, voraussichtliche Aspekte der Behandlung sowie bspw. über zu treffende Entscheidungen und versorgt ihn mit zusätzlichem Informationsmaterial. Dadurch ist der Patient hervorragend informiert und nimmt bei gutem Verständnis für seine Krankheit weniger Zeit beim Leistungserbringer in Anspruch. Durch seine medizinische Allgemeinbildung ist der Coach auch in der Lage, kurze, sachlich treffende Rücksprachen mit dem Behandler zu führen und diesen bei Bedarf über aktuelle Entwicklungen zu informieren. Dadurch werden ohne Qualitätsverlust der Information insgesamt weniger Termine notwendig sein.

Durch den Kontakt zu Angehörigen kann der Patientencoach dem Behandler eine weitere wichtige Möglichkeit zur Beeinflussung der Patienten zur Verfügung stellen. Für die Behandlung ungünstige Sachverhalte kann der Behandler vom Patientencoach erfahren und in die Behandlung einfließen lassen. Somit profitiert der Behandler nicht nur direkt in Bezug auf Compliance und Adherence seiner Patienten, sondern auch indirekt mit minimalem eigenen Aufwand.

5.6.3 Organisatorische Eingliederung

Die Tätigkeit des Patientencoachs kann aus einem Anstellungsverhältnis bei einer Gruppe von Leistungsanbieter, bei Kostenträger oder bei Verbänden und Institutionen erfolgen. Möglich ist es auch, dass Patientencoachs aus einer Position der Selbstständigkeit heraus tätig sind oder in Patientenvereinigungen wirken.

Wichtig für die Tätigkeit ist jedoch eine regionale Einbindung des Patientencoachs, da dieser möglichst kurze Wege zu seinen Patienten haben muss, die Leistungsanbieter seiner Region zuverlässig kennen soll und auch über „kurze Wege" zu den öffentlichen Stellen verfügen sollte. Daher ist eine Anstellung in zentralen überregionalen Beratungseinheiten nur eingeschränkt empfehlenswert.

Ein generelles Problem in Bezug auf die Akzeptanz der Patientencoachs ist, dass bis auf Kostenträger und selbstständige Patientencoachs alle Träger in einem gewissen Ausmaß selbst im Markt des Gesundheitswesens operativ tätig sind, woraus sich Bedenken hinsichtlich der Neutralität der Beratung ergeben. Hier sind Kontrollmechanismen einzuplanen, die eine ausreichende Einhaltung der Neutralität sichern können.

Grundsätzlich kann der Patientencoach bei allen Playern des Gesundheitssystems organisatorisch eingebunden sein. Je nach Sichtweise des Players ergeben sich auch für den Patientencoach damit tendenziell unterschiedliche Sichtweisen. Damit das Zusammenspiel der Marktteilnehmer Patient/Konsument und Kostenträger verbessert wird, wäre aber eine Einbindung bei den Kostenträgern zu bevorzugen. Über den Patientencoach wird dann nämlich die zeitliche Lücke und fehlende Information zwischen ärztlicher Behandlung, Abrechnung über die Kassenärztlichen Vereinigungen und Kenntnisnahme durch den Kostenträger wieder geschlossen, sodass sich eine engere Abstimmung zwischen Kostenträger und Patient wieder ergeben kann. Eine solche Anbindung entspricht auch den Grundsätzen des SGB V, denn Aufgabenbereiche des Patientencoachings überträgt das SGB V in § 1 S. 2 SGB V den Kostenträgern:

> *„Die Krankenkassen haben den Versicherten ... durch Aufklärung, Beratung und Leistungen zu helfen und auf gesunde Lebensverhältnisse hinzuwirken".*

Probleme könnten daraus entstehen, dass die Patientencoachs durch ihre qualitätsorientierten Ratschläge und Informationen erheblichen Einfluss auf die Patienten und damit auf die Marktgegebenheiten nehmen, was seitens der Leistungserbringer mit Sicherheit zu erheblicher Kritik und Einforderung staatlicher Neutralität führen wird (analog der erheblichen Kritik seitens der Industrie bei behördlichen Warnungen vor bestimmten Produkten). Dieser Kritik kann mit transparenten Entscheidungskriterien begegnet werden. Eine weitere Relativierung würde dadurch erreicht, dass die Patientencoachs in Bezug auf ihre Präferenzen möglichst ungebunden von Weisungen agieren können, zumal nicht alle Versicherten eines Kostenträ-

gers bei ein und demselben (wenngleich qualitativ optimalen) Leistungserbringer behandelt werden können.

Eine Anstellung in anderen Institutionen oder als Selbstständiger setzt
voraus, dass die Tätigkeit des Patientencoachs mit den Kostenträgern abgerechnet werden kann. Ob und auf welcher Basis dieses erfolgen sollte, soll
hier nicht näher erläutert werden, sondern wird vorausgesetzt.

Vorstellbar ist auch die Anstellung eines Patientencoachs bei einem Leistungserbringer. In Krankenhäusern wird zur besseren Einbindung des Patienten in Behandlungsabläufe und Steigerung der Effizienz und Patientenzufriedenheit bereits mit analogen Berufsbildern zum Patientencoach
gearbeitet, mit durchweg guter Resonanz seitens des Krankenhauses und
der Patienten. Anzustreben wäre ein Leistungserbringer, der einen möglichst langen und durchgehenden Kontakt zum Patienten hat, damit das
trägerspezifische Know-how möglichst und über zahlreiche Berührungs-
punkte zu weiteren Sektoren der Leistungserbringung verfügt.

Einrichtungen, die diesen Kriterien entsprechen sind:

- Arztnetze,
- integrierte Versorgungsunternehmen,
- Medizinische Versorgungszentren und
- Kliniken mit integrierten Versorgungskonzepten.

Analog einzuschätzen wäre auch eine Anstellung bei einem Verband oder
einer Institution, beispielsweise bei Einrichtungen der freien Wohlfahrtspflege.

5.6.4 Herkunft und Rekrutierung der Patientencoachs

Da das Berufsbild und die Position des Patientencoachs neu sind, stellt sich
die Frage, welche Mitbürger diesen Beruf ergreifen werden und ob dadurch
eine Entlastung des Arbeitsmarktes herbeigeführt werden kann.

Die Tätigkeit des Patientencoachs bedingt gute Kenntnisse und Erfahrungen über die Struktur und Eigenheiten des deutschen Gesundheitssystems und seiner Segmente, eine gute medizinische Allgemeinbildung sowie
Kenntnisse und Erfahrungen über die Zusammenarbeit und die Motivation
von Patienten. Zusätzlich muss der Patientencoach über gute organisatorische Fähigkeiten verfügen und in hohem Maße eigenverantwortlich handeln können. Er muss sich die regionale Versorgungsstruktur seines Ein-
zugsbereiches schnell und in der gebotenen Tiefe erschließen können.

Der Anstellung als Patientencoach wird eine modulgestützte Ausbildung
vorangehen, deren Inhalt und Dauer je nach individueller Vorerfahrung verändert werden kann. Die Ausbildung selbst kann und sollte staatlich geregelt
und überwacht werden. Näheres dazu wird in Kapitel 9 ausgeführt.

Für dieses Berufsbild erscheinen in erster Linie Mitarbeiter aus den Segmenten der Leistungserbringer geeignet, deren Ausbildung ausreichend medizinische Aspekte und Patientenbezug beinhaltet. Dazu zählen in erster Linie examinierte oder angelernte Altenpflegekräfte sowie Kranken- und Kinderkrankenschwestern oder Absolventen anderer medizinischer Fachausbildungen. Denkbar ist es auch, Absolventen des Medizinstudiums, die den ärztlichen Beruf aus verschiedenen Gründen nicht ergreifen, nach Absolvierung einer praktischen Ausbildung heranzuziehen. Der Patientencoach könnte ein praktischer Einstieg in das Gesundheitswesen mit den geplanten medizinischen Studienabschlüssen Bachelor/Baccalauréat sein.

Für beruflich tätige Pflegekräfte und Schwestern ist der Wechsel in das Berufsbild des Patientencoachs interessant, weil die Arbeitszeiten des Patientencoachs erheblich stabiler sind und die zeitliche Arbeitsbelastung niedriger ist als in ihren vorigen Berufen. Ebenfalls interessant ist das Berufsbild für qualifizierte Pflegekräfte und Schwestern, die aus Gründen der zeitlichen Belastung ihrem Beruf nicht nachgehen können oder als Wiedereinstieg nach einer familiär bedingten Aufgabe dieser Tätigkeiten. Wo altersbedingt eine Aufgabe dieser Tätigkeiten wegen zu hoher Belastungen überlegt wird, kann der Patientencoach eine gute Alternative zu Arbeitslosigkeit oder Vorruhestand darstellen. Auch gegen eine Beschäftigung in Teilzeit oder im Wege des Jobsharings spricht grundsätzlich zunächst einmal nichts, sodass die Arbeit als Patientencoach als vergleichsweise familienfreundlich und für ältere Menschen geeignet eingeschätzt werden kann.

Somit wäre es möglich, mit der Einführung des Patientencoachs Arbeitsmöglichkeiten in hohem Umfang zu schaffen und dadurch neben der Verbesserung der Effizienz des Gesundheitswesens auch weitere positive volkswirtschaftliche Effekte zu generieren. Es ist denkbar, dass 30 % der in diesem Berufsbild arbeitenden Menschen mit dem Beruf des Patientencoachs erneut in das Erwerbsleben eintreten werden bzw. länger im Erwerbsleben verbleiben.

5.6.5 Berufsethik des Patientencoachs

Eine Voraussetzung für den Erfolg des Konzeptes Patientencoach liegt in der öffentlichen und individuellen Akzeptanz seiner beratenden Tätigkeit. Diese Akzeptanz wird in dem ethisch problematischen Umfeld, das von den Maximen der Versorgungsqualität, Erhaltung der Entscheidungsfreiheit, der Menschenwürde und der Kosteneffizienz geprägt ist, wesentlich von einer gelebten und erlebten Berufsethik abhängen. Eine solche Ethik muss von einigen Grundsätzen geprägt sein, die wir im Folgenden umreißen wollen.

5.6.5.1 Absoluter Vorrang menschlicher Lebensqualität

Die Erreichung und Erhaltung einer größtmöglichen, mit medizinischer Hilfe erreichbaren, Lebensqualität des Patienten ist als Ziel absolut, d. h. es kann nicht gegen weitere Ziele wie bspw. Kosteneffizienz abgewogen werden. Nur in den Fällen, in denen die Wiedererlangung, Erhaltung oder Verbesserung der Lebensqualität an sich im Zweifel steht, können Überlegungen zur Kosteneffizienz herangezogen werden.

5.6.5.2 Absoluter Vorrang der freien Patientenentscheidung

Der Einsatz eines Patientencoachs soll die selbstständige Entscheidungsfindung der Patienten fördern. Das bedeutet im Gegenzug, dass der freie Wille der Patienten unbedingt respektiert werden muss und auch nicht durch Einsatz manipulierender Mittel und Methoden außer Kraft gesetzt werden darf. Auch bei dem flankierenden Einsatz finanzieller Anreize und finanzieller Sanktionen muss der Grundsatz der freien Willensausübung gewahrt sein.

5.6.5.3 Unabhängigkeit des Berufsstandes

Es ist sicherzustellen, dass die Patientencoachs durch die Ansiedlung ihrer Tätigkeit bei Krankenhäusern, Arztpraxen, Versicherungsträgern oder bei Institutionen der freien Wohlfahrtspflege weder unmittelbar noch mittelbar gehalten sind, Interessen ihrer Träger besonders zu befördern, insbesondere nicht die Inanspruchnahme von Leistungen ihrer Träger bevorzugt zu empfehlen bzw. Kostenaspekte in der Abwägung stärker zu gewichten.

5.6.5.4 Hohe fachliche Qualifikation

Neben einer fundierten Ausbildung und Prüfung muss die andauernde Forthildung und eventuelle Spezialisierung im medizinisch-fachlichen Bereich wie auch auf dem Gebiet der Motivationspsychologie sowie die Befähigung zur rechtzeitigen Konsultation und Kooperation mit weiteren Fachkräften für jeden Patientencoach selbstverständlich und stets nachweisbar sein.

5.6.5.5 Unbedingte Transparenz

Die Tätigkeiten des Patientencoachs müssen einwandfrei dokumentiert und überprüfbar sein. Dies zum einen aus der Forderung heraus, dass sein Wirken einer Qualitätskontrolle und -beforschung unterworfen sein muss, andererseits auch, um die unbedingte Einhaltung seiner Berufsgrundsätze überwachen und dokumentieren zu können. Es dürfte sich als hilfreich erweisen, auch in diesem Berufsbild Supervisoren einzusetzen, die den Patientencoach im Umgang mit seinen Klienten schulen und es ihm ermöglichen, seine Tätigkeit reflektiert zu erledigen.

5.7 Die Bedeutung von Case Management

5.7.1 Definition

Case Management ist ein kooperativer Prozess, in dem Versorgungsangelegenheiten und Dienstleistungen erhoben, geplant, implementiert, koordiniert, überwacht und evaluiert werden, um so den individuellen Versorgungsbedarf eines Patienten mittels Kommunikation und verfügbaren Ressourcen abzudecken (Case Management Society of America).

5.7.2 Ziele

Die durchschnittliche Verweildauer in deutschen Krankenhäusern ist seit 1990 stetig gesunken. Laut Statistik der Deutschen Krankenhausgesellschaft sank die Zahl der Krankenhausbetten von 1991 bis 2003 um 18,6 %, die durchschnittliche Liegezeit der Patienten von 14,3 auf 8,9 Tage. Parallel dazu stieg die jährliche Patientenzahl von 14,6 auf 17,3 Millionen. Die „Leistungsdichte", der Arbeitsanfall für das ärztliche und pflegerische Personal hat also erkennbar zugenommen. Dies bedeutet für die Einrichtungen einen hohen Bedarf an interner Koordination und im Verhältnis zu den Patienten eine verbesserte Kommunikation mit ihm, um nicht durch Über- oder Unterversorgung die Effektivität der Versorgung zu schwächen.

Case Management hat also zum Ziel, in einer konkreten Versorgungssituation den individuellen Versorgungsbedarf herauszufinden und die entsprechenden Maßnahmen, die in dieser Versorgungssituation vorhanden sind, zugunsten der Versorgungsqualität zum Einsatz zu bringen. Case Management bezieht sich auf einen konkreten Patienten in einer konkreten Versorgungssituation. Case Management ist daher einzelfall- und anbieterbezogen, wobei die Tätigkeit des Case Managers durchaus auch Bezüge zu weiteren Leistungserbringern haben kann, wenn direkte Schnittstellen und ein Interesse der Trägereinrichtung des Case Managers an dieser Schnittstellenwahrnehmung bestehen. Dies kann dort der Fall sein, wo bspw. im Rahmen von Systemen der Integrierten Versorgung die Schnittstellenfunktion essenziell und auch definierter Teil des Leistungsangebotes ist.

5.7.3 Funktionen des Case Managers

Der Aufgabenbereich des Case Managers unterscheidet sich damit von dem des Patientencoachs darin, dass der Patientencoach den gesamten Behandlungsprozess über viele einzelne Leistungserbringer hinweg koordiniert, während der Case Manager die Dienstleistungen seiner leistungserbringenden Organisation koordiniert. Schlaglichtartig können die Aspekte seiner Tätigkeit folgendermaßen benannt werden:

- Bedarfserhebung beim Patienten,
- Einbeziehung von Patient und Angehörigen in die Prozesse,
- Leistungs- und Prozesssteuerung in der Einrichtung,
- Belegungssteuerung,
- Entlassungs- und Übergangsmanagement und
- Sicherstellung der Dokumentation im Hinblick auf DRG und MDK.

Der Case Manager übernimmt somit Schnittstellenfunktion zwischen Einrichtung, Patienten, anschließenden Leistungserbringern sowie innerhalb der Einrichtung zwischen den Leistungssektoren. Aus der englischen Literatur werden die unterschiedlichen Funktionen als Advocacy-, Broker- und Gatekeeperfunktion zusammengefasst und bezeichnet.

5.7.3.1 Compliance

Die aktive Beteiligung des Patienten an der Behandlung, ihre Bedeutung für den Behandlungserfolg und damit auch für den Behandlungsaufwand seitens der Leistungserbringer wird immer wichtiger. Während frühere Behandlungskonzepte lediglich einen „patient dropout", also den einseitigen Behandlungsabbruch des Patienten vor Erreichen der Behandlungsziele registrierten und zu verhindern suchten, geht es bei dem Begriff der Compliance zunächst „nur" darum, dass der Patient die ärztlichen Anweisungen befolgt. Damit einher geht der Begriff der Adherence, also der Bereitschaft des Patienten auch über längere Zeiträume hinweg ein Verhalten beizubehalten.

Compliance geht vom Vorhandensein einiger Grundvoraussetzungen beim Patienten aus, die aus praktischer Sicht entgegen der Theorie eben nicht durchgängig gegeben sind.

Die Erkenntnisfähigkeit der Patienten betrifft zunächst die Fähigkeit des Patienten überhaupt, eine Krankheitseinsicht zu erlangen („so kleine Zipperlein sind in meinem Alter normal"), woran es nicht nur in die Psychiatrie häufig mangelt. Dann geht es auch darum, ein bestimmtes eigenes Verhalten als hilfreich oder hinderlich für seine Gesundung zu begreifen, was die Erkenntnis über Wirkungszusammenhänge mit beinhaltet. Hier spielt auch das Vertrauen in die Kompetenz und Wahrhaftigkeit der Behandler sowie das Vertrauen in die Wirksamkeit einer Behandlung eine entscheidende Rolle. Schließlich ist die Steuerungsfähigkeit der Patienten wichtig, also die Fähigkeit, seine objektiven Kenntnisse auch in Motivationen für sein Verhalten umzusetzen. Das ist dort erschwert, wo das erwünschte Verhalten mit eigenen Motiven kollidiert. Aus solchen Kollisionen wie auch aus Wissensdefiziten heraus kommt es zu unterschiedlichsten Begründungskonglomeraten, weshalb das geforderte Handeln durch die Patienten nicht geleistet werden muss/kann/darf. Das Wissen um solche Kollisionen und das Entwickeln von Methoden der Kollisionsvermeidung ebenso wie die Stärkung der Erkenntnisfähigkeit der Patienten spielt für den Case Manager eine große Rolle. Ein Drittes kommt hinzu: Je nach Schwere der Erkrankung und der „Auffälligkeit" der Symptome kann es zu einem sozialen Rückzug der Patienten kommen, womit wesentliche Motive für eine Gesundung (Wiedereintritt in das gewohnte soziale Netz) außer Kraft gesetzt wären. Hier ist den Patienten durch Vermittlung von anderen Sichtweisen auf die Krankheit und Förderung der psychischen Krankheitsbewältigung zu helfen.

Betrachtet man aber die psychischen Mechanismen, die beispielsweise im sog. Placebo-Effekt zutage treten, als ein für die Heilungs- und Gesundungsprozesse ungenutztes Potenzial, wird klar, wie weit auch der heutige Begriff von Compliance noch von den vermutlichen Möglichkeiten entfernt ist. Wo die Selbstheilungskräfte des Patienten schon durch Zuwendung und durch Verabreichung einer nicht-wirksamen Substanz soweit geweckt werden, dass eine substanzielle Verbesserung des Gesundheitszustandes ohne jegliche pharmakologische Ursache eintritt, kann nur vermutet werden, welches Potenzial in einer Verbindung dieser Wirkmechanismen mit wirksamen Therapieformen erreicht werden könnte.

Zum Teil wird der Begriff heute durch „concordance", das heißt „Übereinstimmung" ersetzt, um die Idee der erfolgreichen Compliance als Dreiecksbeziehung zwischen Patient, Arzt und Therapie zu betonen, in der die therapeutischen Maßnahmen in Übereinstimmung mit den persönlichen Überzeugungen des Patienten stehen und deshalb von ihm befolgt werden. Concordance setzt aber schließlich die Übereinstimmung der Motive des Patienten mit dem intendierten Behandlungserfolg voraus. Da die Masse der motivationsbildenden Faktoren in dem Umfeld außerhalb der behandelnden Einrichtung zu suchen sein wird, ist hier für die Tätigkeit des Case Managers eine natürliche Grenze zu sehen, die er kaum überschreiten können wird. Hier beginnt der ureigenste Bereich des Patientencoachs, der mit seiner Einbeziehung auch des sozialen- und Angehörigenumfeldes langfristig motivierend tätig sein kann und dessen Wirkung schon in den Bereich der Psychoedukation hineinreicht.

Faktoren für die Compliance sind beispielsweise: Art der Diagnose und Schweregrad, Dauer und Symptome sowie die Therapieart (einfaches oder komplexes Therapieschema), die Qualität, Dauer und Frequenz der Arzt-Patienten-Beziehung sowie sozialpsychologische Faktoren wie die persönlichen „health beliefs" des Patienten (Glaube an Nutzen oder Wirksamkeit, Vor- und Nachteile der Therapie). Compliance kann durch einfache Therapieschemata, Nachkontrollen, Einbindung in Therapiegruppen oder Kenntnisse der health beliefs und deren Berücksichtigung gefördert werden.

5.7.3.2 Empowerment

Empowerment bedeutet die Stärkung der Selbstständigkeit und Problembewältigungskompetenz von Menschen, speziell für das Gesundheitswesen die Fähigkeit zum hilfreichen Umgang mit der Erkrankung und der Fähigkeit, die Erkrankung nicht durch Resignation und Aufgabe zu einer noch stärkeren Belastung werden zu lassen. Zu betonen ist die aktive Aneignung von Macht, Kraft, Gestaltungsvermögen durch die von Machtlosigkeit und Ohnmacht Betroffenen selbst. Empowerment kann idealerweise als ein Prozess der Selbst-Bemächtigung und der Selbst-Aneignung von Lebenskräften beschrieben werden: Menschen verlassen das Gehäuse der Abhängigkeit und der Bevormundung. Sie befreien sich in eigener Kraft aus einer Position der Ohnmacht und werden zu aktiv handelnden Akteuren, die ein Mehr an Selbstbestimmung, Autonomie und Lebensregie erstreiten. Empowerment bezeichnet also einen selbstinitiierten und eigengesteuerten Prozess der (Wieder-)Herstellung von Selbstbestimmung in der Gestaltung des eigenen Lebens.

Für den Coach wie für den Gecoachten gehört zum Empowerment die Abkehr vom Defizit-Blickwinkel auf Menschen (mit Lebensschwierigkeiten) und zugleich auch die Abkehr von damit verknüpften Unterstellungen von Hilfebedürftigkeit. Das Vertrauen in die Stärken und Kompetenzen, die es Menschen möglich machen, ihr Leben auch in kritischen Situationen und biografischen Belastungen erfolgreich zu meistern, gilt es zu entwickeln und zu stärken.

Das Handeln der Gesundheitscoachs im Zusammenwirken mit den Case Managern zielt auch darauf ab, durch ein anwaltschaftliches Eintreten für die Anliegen und Interessen der Menschen die sozialen, kulturellen, ökonomischen und politischen Umweltstrukturen positiv zu beeinflussen und der Situation der Patienten zuträglich zu machen.

5.7.4 Zwischen Patient und Einrichtung

Der Case Manager vermittelt dort letztlich zwischen Patient und Einrichtung:

Er findet zusammen mit dem Patienten dessen Versorgungsbedarf heraus, insbesondere dort, wo der Patient aus Unkenntnis oder mangelnder Fähigkeit dazu nicht selbstständig in der Lage ist, transferiert und „übersetzt" den Versorgungsbedarf in die Institution, koordiniert die Versorgungsangebote der Institution entsprechend und „übersetzt" Forderungen der Institution an den Patienten wiederum an diesen zurück. Letzteres ist besonders wichtig, um die aktive Mitarbeit des Patienten an seiner Gesundung zu stärken, diese Compliance spielt je nach Krankheitsbild eine große Rolle für die schnelle und komplikationsfreie Behandlung und Gesundung des Patienten.

Der Case Manager übernimmt durch seine Tätigkeit Dienste, die nach traditionellem Verständnis Kernaufgaben eines ganzheitlich tätigen Arztes sind, nämlich die Anamnese des Gesamtzustandes des Patienten unabhängig von der konkreten Einlieferungsdiagnose. Dadurch entlastet er den Arzt wie auch den Träger des Leistungserbringers, da diese Tätigkeit auch von einem nicht ärztlich ausgebildeten Case Manager übernommen werden kann.

Der Patient wird durch einen guten Case Manager von der sozialen Rolle des „Erdulders", der die Leistungen der Einrichtung passiv entgegennimmt in die Rolle eines „Partners" überführt, dessen Bedürfnisse und Ansichten erst genommen werden und dessen Kooperation als gleichberechtigter „Arbeitsanteil" am Gesamtprozess Gesundung für diesen Prozess wichtig ist.

5.7.5 Zwischen Einrichtungen untereinander

Innerhalb der Einrichtung selbst kann der Case Manager die Leistungserbringung selbst in ihren Abläufen koordinieren und auch zur Dokumentation der Leistungserbringung eingesetzt werden. Da er die direkte Verbindung zum Patienten hat, kann er helfen sicherzustellen, dass keine überflüssigen oder gar falschen Leistungen am Patienten erbracht werden. Ebenso wichtig ist das Belegungsmanagement in und zwischen den einzelnen Stationen. Insbesondere die Koordinierung der Leistungserbringung bedarf der genauen Absprachen mit dem ärztlichen und pflegerischen Personal. Der Case Manager arbeitet im Verhältnis Ärztlicher Dienst, Pflege, Verwaltung und im Weiteren auch der Kostenträger (Rückfragen) sowohl als Informationslotse, übernimmt jedoch auch Verantwortung in den Schnittstellen, in denen fachübegreifende Kenntnisse gefragt sind. In der

Schnittstelle Ärztlicher Dienst – Verwaltung beispielsweise kann der Case Manager durch exakteres Kodieren von Haupt- und Nebendiagnosen sowohl den Case-Mix-Index steigern als auch die Anzahl der Rückfragen und Rückforderungen erheblich verbessern. In einigen Einrichtungen werden bspw. auch die Infektionsstatistiken vom Case Management geführt.

5.7.6 Schnittstelle der Einrichtung zur Weiterbehandlung

Ein weiteres Einsatzfeld des Case Managers ist dort, wo die Einrichtung den ordnungsgemäßen Übergang der Patienten in weitere Versorgungsfelder sicherstellen will. Dies ist überall dort von steigender Wichtigkeit, wo Leistungen des Gesundheitswesens pauschalisiert abgerechnet werden und eine zügige Behandlung mit entsprechendem Einsparpotenzial beim Behandlungsaufwand einen wirtschaftlichen Anreiz für den Einrichtungsträger darstellt. Konkret ist beispielsweise bei der Vergütung von Krankenhäusern nach Diagnosis Related Groups jeder Aufwand über das notwendige Ausmaß hinaus aus wirtschaftlichen Gesichtspunkten als hinderlich zu betrachten. Ein Effekt ist der, dass die Krankenhäuser ihre Tätigkeiten zunehmend auf solche beschränken, die in ihre ureigene Kernkompetenz fallen und für deren Erbringung die durch die Träger vorgehaltene personelle und materielle Infrastruktur auch tatsächlich notwendig (und durch die Leistungsentgelte abgedeckt) ist.

Patienten werden dementsprechend nicht mehr erst dann entlassen, wenn die Eingriffsfolgen für ein weiteres autarkes Leben zu Hause hinreichend auskuriert sind, sondern wenn sie soweit kuriert sind, dass ihr Gesundheitszustand die Übernahme des Patienten in einen weiteren Bereich des Gesundheitswesens erlaubt, dessen Infrastruktur der weiteren Behandlung des Patienten angemessen ausgestaltet ist.

Typische Felder dieser Übernahmen sind die Rehabilitation und/oder Pflege im Anschluss an eine solche Krankenhausbehandlung, aber auch die Überführung in ein „Patientenhotel" oder ein Medizinisches Versorgungszentrum, in denen der Aufwand für die Vorhaltung personeller und materieller Struktur erheblich geringer ist (und sein kann) als im Krankenhaus. Durch Zeitmangel gelingt es kaum, Patienten auf den nach-stationären Alltag vorzubereiten oder für eine ambulante pflegerische Betreuung zu sorgen. Damit dieser Übergang einerseits organisatorisch aber auch vom Informationsfluss her gesehen reibungslos funktioniert und auch durch den Patienten akzeptiert und unterstützt wird, ist die koordinierende Tätigkeit eines Case Managers unabdingbar.

5.7.7 Einsatzort des Case Managements

Typischer Einsatzbereich des Case Managers sind Einrichtungen mit hoher Komplexität und großem Leistungsumfang und/oder hoher Verweildauer, beispielsweise Krankenhäuser, Reha-Einrichtungen oder Medizinische Versorgungszentren, in denen die Funktionen des Case Managers zur Geltung kommen. Die Einsatzschwerpunkte sind unterschiedlich gesetzt, es dominiert jeweils die Arbeit mit den Patienten oder die Schnittstellenfunktion innerhalb der Institution.

5.7.8 Nutzen des Case Managers

Der Case Manager verbessert die Versorgungsqualität und spart zusätzlich Ressourcen bei der Leistungserbringung ein.

Er verbessert die objektive Versorgungsqualität, indem der Patientenbedarf im Vorfeld umfassender und exakter ermittelt werden kann und dadurch ein höherer individueller Deckungsgrad von Leistungsangebot und -bedarf erreicht wird. Das bedeutet nicht nur, dass notwendige Interventionen erbracht werden, wo sie ohne Case Manager nicht erbracht worden wären, sondern auch, dass nicht notwendige Leistungen auch nicht erbracht werden. Zusätzlich wird durch Verbesserung der Compliance eine zeitliche und organisatorische Straffung des Behandlungsprozesses bzw. der dazu notwendigen Interventionen erreicht, was ebenfalls durch Vermeidung von zusätzlichen Risiken und frühzeitiges Erkennen von Komplikationen durch die aktive Mitarbeit und Kommunikation der Patienten der Behandlungsqualität dient.

Durch die bessere Koordinierung der Leistungserbringung auch zwischen Stationen und die Verbesserung von Auslastung und Belegung erhöhen sie bei Verbesserung der Gesamtbehandlungsqualität den Umschlag von Patienten und damit die Leistungsdichte.

In der Schnittstelle zur Verwaltung helfen Case Manager bei der fallnahen Kodierung von DRG's, dokumentieren erbrachte Leistungen, dienen als Ansprechpartner für Rückfragen der Kostenträger und reduzieren den Kommunikationsaufwand für das ärztliche Personal und die Verwaltung. Durch die höhere Sachnähe können sie im Vergleich zu ärztlichem Personal zielgenauer kodieren und heben, nur durch Verbesserung der Kodierqualität, den Case-Mix-Index dauerhaft an.

Der Case Manager verbessert die subjektive Behandlungsqualität, indem der Patient sich ernst genommen und einbezogen fühlt.

Neben der Compliance als eigentlich medizinischer Gesichtspunkt spielt die Patientenzufriedenheit jedoch auch eine zunehmend wichtige Rolle für die Patientenakquise. Zwar verlassen sich Patienten bei der Auswahl ihres Krankenhauses mangels eigener überzeugender Informationsquellen immer noch überwiegend auf die Empfehlungen eines Zuweisers, die Tendenz im Gesundheitswesen zur stärkeren Transparenz und Öffentlichkeit medizinischer Qualitätsfaktoren und auch die Tendenz der Patienten dazu, sich über die Einrichtung selbst zu informieren und zu vergleichen nehmen deutlich zu. Dabei liegen die Faktoren, auf die Patienten Wert legen natürlich weniger in einer effizienten Leistungserbringung als in den Bereichen Fürsorglichkeit, Zeitnähe und Schmerzbelastung.

Es ist absehbar, dass entsprechende Erfahrungen bei Patienten früher oder später internetbasiert auch weiteren Patienten zur Verfügung stehen werden und von diesen für ihre Planung berücksichtigt werden. Patienten und Angehörige werden insoweit eine Rolle als wichtige Multiplikatoren einnehmen. Die Tätigkeit des Case Managers beeinflusst diese natürlich direkt, die Person und Tätigkeiten des Case Managers werden in der Patienteneinschätzung vermutlich die sog. Hotelfaktoren als Leitwert für die subjektive Einschätzung der Versorgungsqualität ablösen. Dies stellt eine große Chance dar, die genutzt werden sollte, zumal im Gegensatz zu den „Hotelfaktoren" die Case Manager ein realistischeres Bild von der tatsächlichen Versorgungsqualität vermitteln.

Die Verbesserung der Patientenzufriedenheit wirkt sich auch auf das Verhalten von Zuweisern aus, die sich entsprechend den Rückmeldungen von Patienten und Angehörigen anpassen werden. Eine Zuweiserempfehlung wird sich ebenfalls stärker an den in der Öffentlichkeit zur Verfügung stehenden Erfahrungsberichten orientieren müssen, will der Zuweiser nicht Gefahr laufen in längere Diskussionen über verschiedenste Erfahrungsberichte aus dem Internet verwickelt zu werden.

In der Versorgungskette, insbesondere bei der Anschlussbehandlung und -pflege, verbessern Case Manager den Übergang in den nächsten Versorgungssektor, was die Komplikations- und Wiederaufnahmerate senkt, zusätzliche Spielräume bei der Frage des Entlassungszeitpunktes eröffnet und die aufnehmenden Behandlungssektoren als weitere Multiplikatoren der hohen Behandlungsqualität der Einrichtung gewinnt.

5.7.9 Abgrenzung von Patientencoach und Case Manager

Patientencoach und Case Manager sind letztlich in Bezug auf Anforderungsprofil und Tätigkeitsschwerpunkten sehr ähnlich. Beide agieren innerhalb des Gesundheitswesens mit Schnittstellenfunktion innerhalb der Leistungserbringer und mit einem dezidierten Empowerment-Verständnis in Bezug auf die zu coachenden Patienten. Sie verwenden daher in der Arbeit mit den Patienten ähnliche Methoden. Case Management hat bislang seinen Schwerpunkt darin, die Abläufe und Ergebnisse für ihre spezifische Einrichtung zu verbessern. Der Case Manager im Krankenhaus ist spezialisierter ausgebildet in Bezug auf die Gegebenheiten seiner Institution, insbesondere der Verwaltungs- und Abrechnungsbelange und in Bezug auf die spezifischen zu koordinierenden Leistungseinheiten seiner Institution. Auch in großen Medizinischen Versorgungszentren und Arztnetzen dürfte der Schwerpunkt der Tätigkeit eher auf die Trägerinstitution beschränkt sein. Hier ist der Patientencoach breiter aufgestellt und umfasst alle Leistungsbereiche des Gesundheitswesens, hat seinen Schwerpunkt aber bei der Begleitung des Patienten und der Verbesserung seiner Situation. Der Patientencoach „verklammert" daher idealerweise die Tätigkeiten von institutionsspezifischen Case Managern und dient als Informationsträger, um Informationen aus anderen Leistungssektoren auch beim Übergang eines Patienten von einem Case Manager zum nächsten zu ergänzen. Während der Case Manager aus seiner Institution heraus über alles notwendige Wissen verfügt und den notwendigen Wissensanteil für die Patientenarbeit sich schnell verfügbar machen kann, bedarf der Patientencoach gerade auf den Gebieten von bspw. Sozialarbeit und Motivationspsychologie einer fundierten Ausbildung.

5.8   Bedeutung von Gesundheitscoaching

Das Gesundheitscoaching ist eine weitere Variante des beratenden Umgangs mit Menschen zur Gesundheitsförderung.

5.8.1   Definition

Gesundheitscoaching ist eine Form des Coachings, die im Vorfeld auftretender Krankheiten, also auf dem Gebiet der Primärprävention, tätig ist. Gesundheitscoaching befindet sich auf der Schwelle zwischen individueller selbstbestimmter Lebensführung der Menschen (Hobby) und aktiv vorbeugender Aktion des Gesundheitswesens. Zieht man die Grenze des Begriffes Gesundheitswesen anhand des Vorhandenseins von diagnostizierbaren Einschränkungen, so müsste das Tätigkeitsfeld des Gesundheitscoachs außerhalb des Gesundheitswesens angesiedelt werden, da durch den Gesundheitscoach keine Kuration im engeren Sinne stattfindet. Die Abgrenzung des Gesundheitscoachings von Anbietern der Wellnessangebote ist äußerst fließend, kann aber anhand der Motive zur Inanspruchnahme der Angebote vorgenommen werden: Je mehr zusätzliche Motive (Attraktivität, Kenntnis-/Erkenntnisgewinn) zu den Motiven des Erhalts der somatischen und psychischen Funktionsfähigkeit hinzutreten, desto eher ist das Angebot dem Freizeitbereich zuzuordnen.

5.8.2 Ziele

Der Gesundheitscoach erfüllt mit seiner Tätigkeit unterschiedliche Zielvorstellungen, die seine Auftraggeber mit der Wahrnehmung des Angebotes verknüpfen.

Kostenträger sehen in den angebotenen Maßnahmen vorrangig die Aspekte der Primärprävention, die den Menschen vor dem Erreichen eines krankheitsbegünstigenden Zustandes bewahren soll. Entsprechend der Entwicklung der Gesamtmorbidität werden Angebote forciert, um gegen absehbare Missstände Gegenmaßnahmen einleiten zu können. Gerade in letzter Zeit werden beispielsweise Angebote aus dem Bereich Stressvermeidung bzw. Entspannung verstärkt angeboten, um den steigenden Zahlen psychischer Erkrankungen und Burn-out-Syndromen entgegenwirken zu können. Die Kostenträger wirken ebenfalls steigend mit Unternehmen bzw. Arbeitgebern zusammen, um die Menschen am Arbeitsplatz erreichen zu können und weil, bspw. bei den krankheitsbedingten Fehlzeiten, ähnliche Interessen beider bestehen.

In Unternehmen liegt der Schwerpunkt auf der Gesundheitsförderung, um die Abwesenheitszeiten/Krankentage zu minimieren und die körperliche und geistige Leistungsfähigkeit der Mitarbeiter zu stärken. Sekundäre Ziele sind die Förderung der Arbeitnehmertreue zum Unternehmen und die Gewährung außertariflicher Vorteile.

Bei den Patienten dürfte im Hinblick auf die Ziele eine gewisse Gemengelage anzutreffen sein. Ziele der Inanspruchnahme des Gesundheitscoachs ist die Förderung der eigenen Gesundheit und Leistungsfähigkeit, die Hoffnung, die Lebensführung beeinträchtigende gesundheitliche Defizite zu vermeiden und Risiken auf diesem Gebiet minimieren zu können.

5.8.3 Funktionen

Typische Beratungsfelder des Gesundheitscoachs sind die allgemeinen, gesellschaftsrelevanten Faktoren, die sich gesundheitsfördernd sowie solche, die sich gesundheitsschwächend auswirken. Als gesundheitsfördernd sind die Faktoren Ernährung und Bewegung zu nennen, gesundheitsschwächende Faktoren sind beispielsweise Stress sowie Alkohol- und Nikotinkonsum und Fehlhaltungen und dadurch bedingte Verspannungen und viele Faktoren mehr.

In jedem dieser Felder ist das Aufzeigen von Informationen und Zusammenhängen, der Transfer von Kenntnissen über hilfreiche Formen der Ernährung und Bewegung sowie bei den gesundheitsschwächenden Faktoren die Analyse der verhaltensbestimmenden Motivationen sowie das Erlernen von Vermeidungsstrategien Inhalt der Arbeit.

Der Gesundheitscoach wirkt beratend und fördernd auf den zu coachenden Menschen ein. Zunächst ist eine Erhebung des Gesundheitszustandes sowie der etwaigen Ziele des Menschen durchzuführen, um anschließend realistische Ziele und Zwischenziele zu formulieren. Divergieren die persönlichen Ziele des Menschen und dessen Möglichkeiten, muss der Gesundheitscoach auf den Menschen so einwirken, dass es zu einer Annäherung der Ziele kommt. Sofern ein Konsens möglich ist, kann der Coach im weiteren zeitlichen Verlauf versuchen, die Ziele der Gecoachten zusätzlich zu erweitern, um im Wege des Empowerments eine selbstständige Lebensführung auf höherem gesundheitlichem Niveau zu erreichen.

Die Tätigkeit des Gesundheitscoachs wird dadurch erschwert, dass die Gesundheitsförderung zwar in der deutschen Gesellschaft „Trend" ist, jedoch als Motivationsfaktoren für das erwartete Verhalten des Gecoachten die erlebbaren Krankheitssymptome fehlen. Ein bereits gesunder Mensch muss also positiv motiviert werden, in seinem Bemühen um den Gesundheitszustand nicht nachzulassen.

5.8.4 Einsatzort

Der Gesundheitscoach ist zumeist in eigener Praxis tätig, selten als Angestellter eines großen Unternehmens in beratender Funktion. Entsprechend erweitert der Gesundheitscoach seine Kenntnisse auf dem originären Betätigungsfeld (Sportarten, Tai-Chi, Heilpraktiker, Ayurveda und Weiteres) im Wege der Fortbildung durch zusätzliche Kenntnisse im Umgang mit zu coachenden Menschen und weitere medizinische Kenntnisse, um sein spezielles Betätigungsfeld in einen größeren Kontext hinein vernetzen zu können. Eine feste Einbindung von Gesundheitscoachs in Leistungserbringernetze oder Medizinische Versorgungszentren dürfte bislang meistenteils durch das Heilberufegesetz erschwert sein. Gesundheitscoachs können für solche Leistungserbringernetze als „Zuweiser" interessant sein und als nachgelagerte Institution für auskurierte Patienten, um diese an das Netzwerk weiterhin zu binden. Sofern eine Heilpraktikerzulassung besteht, ist auch eine organisatorische Einbindung in die Netze möglich.

In Bezug auf die Kostentragung der Gesundheitscoachs finden sich zumeist Mischformen individueller Kostentragung der Teilnehmer und einer Kostentragung/Vorteilsgewährung durch die Kostenträger des Gesundheitswesens.

Ein durchgängiger Einsatz von Gesundheitscoachs in Betrieben ist noch nicht zu beobachten, vereinzelte Angebote erfreuen sich eines hohen Interesses, scheinen aber selten dauerhaft implementiert zu werden. Wo Betriebe eigene Betriebskrankenkassen gebildet haben, ist die Zusammenarbeit naturgemäß enger, aber auch hier ist eine kontinuierliche Arbeit über den beruflichen Einsatz hinaus selten zu beobachten.

5.8.5 Nutzen

Gesundheitscoachs können eine wichtige Rolle im Vorfeld möglicher Erkrankungen einnehmen und zu einer Verbesserung der durchschnittlichen Morbiditätsrate führen. Indem sie die Freizeitaktivitäten von Menschen begleiten und ihre spezifischen Angebote auf die Gesundheitsförderung ausrichten, können sie einen Bewusstseinswandel bei ihren Klienten herbeiführen, auch in anderen Lebensbereichen mehr auf die Gesundheit zu achten.

Durch fachliche Vernetzung des eigenen Angebotes mit Themen der Prävention und Lebensführung kann der Gesundheitscoach auch auf der Wissensebene der Teilnehmer eine Verbesserung herbeiführen.

Der steigende Einsatz von Gesundheitscoachs in Beruf und Freizeit ist sinnvoll, insbesondere wo durch nicht sachgemäße Ausstattung von Betrieben oder hinderliche Arbeitsabläufe Krankheiten gefördert werden. Einsparungen und Effizienzsteigerungen in der Wirtschaft können gerade auf dem Gebiet psychischer Erkrankungen Kosten des Gesundheitswesens veranlassen, deren Vermeidung im Sinne des Gemeinwohls ist. Letztlich handelt es sich hier um das volkswirtschaftliche Phänomen einer Externalisierung von Kosten, das bedeutet, dass der Aufwand für den Vorteil eines Unternehmens durch Dritte bzw. die Allgemeinheit getragen werden muss. Es wäre wünschenswert, wenn hier auf Betriebsebene ein Bewusstseinswandel herbeigeführt werden kann.

Ein eigener Einsatzbereich wäre die begleitende Hilfe von Gesundheitscoachs für behinderte Mitmenschen und die Beratung von Unternehmen in Bezug auf die optimale Ausgestaltung von Arbeitsplätzen dafür; jedoch stellt dieses einen eigenen Berufszweig mit starken Bezügen in das sozial- und arbeitsrechtliche Case Management dar und trifft nicht das Gesundheitscoaching im Sinne dieses Buches.

5.8.6 Abgrenzung Patientencoach und Gesundheitscoach

Der primäre Unterschied zwischen Patientencoach und Gesundheitscoach liegt bereits im Begriffspaar Patient/Gesundheit. Der Patientencoach bewegt sich im Umfeld der Kuration, der Gesundheitscoach bei der (Primär-)Prävention. Dies bedeutet für die Zielgruppe der Gesundheitscoachs, dass sich seine Tätigkeits- und Beratungsfelder auf die „klassischen" gesundheitsbildenden Faktoren Ernährung, Bewegung und psychische Gesundheit sowie auf den Umgang mit seinen Klienten an sich geht, wogegen der Patientencoach zusätzlich zu seinen Patienten auch mit den Leistungserbringern des Gesundheitswesens umgehen und kommunizieren können muss und in der Arbeit mit seinen Patienten der Aspekt der Krankheitsbewältigung Vorrang hat.

Entsprechend unterschiedlich ist der Ausbildungsweg. Der Gesundheitscoach ergänzt sein eigentliches fachliches Wissen um Kenntnisse im Umgang mit seinen Klienten, bedarf aber über die Vernetzung seiner Tätigkeiten mit den Gesichtspunkten der Prävention hinaus keinerlei medizinischer Spezialkenntnisse.

Ihnen gemeinsam ist die Arbeit mit den Menschen auf den Ebenen Motivation und Kenntniserweiterung. Die Tätigkeitsfelder der beiden Gruppen können sich dort überschneiden, wo Krankheitsbilder einerseits die medizinische Intervention nötig machen, andererseits die Ausübung des Freizeitangebotes aber nicht eingeschränkt ist. Eine erweiterte Konsultation der beiden ist denkbar, dürfte jedoch wegen der mangelnden Einbindung von Gesundheitscoachs in die Kuration eher selten sein, da der Gesundheitscoach keine koordinierende Funktion innehat.

5.9   Fazit

Der Patientencoach dient als Schnittstelle zwischen Patient, Leistungserbringern und Kostenträgern. Er fördert den Informationsfluss zwischen diesen und wirkt steuernd auf diese ein. Dabei profitiert er von seinen Kenntnissen über Abläufe im Gesundheitssystem und medizinische Aspekte der Behandlung. Er setzt sein Wissen ein, um zugunsten der Patienten einen möglichst hohen Behandlungserfolg zu erreichen und die Behandlungseffizienz zu steigern. Er führt diese Tätigkeit selbstständig oder an einen Leistungserbringer bzw. Kostenträger gekoppelt aus. Interessenkollisionen mit solchen Leistungserbringern oder Kostenträgern werden durch eine strenge Berufsethik und Neutralitätsverpflichtung vermieden.

Die gesamte Problematik von Doppelbehandlungen und Doppelbegutachtungen, der Einsatz nicht evidenzbasierter Behandlungsmethoden und -inhalte, des nicht zielführenden Behandelns sowie von Chronifizierungen, die durch solche Behandlungen gefördert und herbeigeführt werden, insbesondere Behandlungen am Patienten vorbei, kann durch den Einsatz von Patientencoachs verringert werden. Die stets geforderte Hebung der Effizienzreserven von 20 % der Gesundheitskosten sind – unserer Auffassung nach – nur mit einer solchen qualifizierten systemischen Begleitung des Patienten zu heben.

6 Der Coach – Integrationsfaktor oder Konkurrenz?

6.1 Abschied von der Vergangenheit

Wenn man mit seinem Denken in den Grenzen des Gesundheitssystems der letzten Jahrzehnte bleiben möchte, drängen sich mit Blick auf die laufenden Veränderungen zwangsläufig Konkurrenzbefürchtungen auf, egal ob es um Patientencoaching, Case Management, Gesundheitsberatung, Medizinische Versorgungszentren, Integrierte Versorgung o. ä. geht. Jeder gesellschaftliche Wandel löst – je nach Persönlichkeitsstruktur des Einzelnen – Hoffnungen und/oder Befürchtungen aus und kennt zwischen diesen Polen das gesamte Spektrum möglicher und unmöglicher Emotionalitäten und Rationalitäten.

Man sollte sich in diesem Kontext vor Augen führen, dass wir in der Beziehung Gesundheitssystem zu Patienten (und umgekehrt) seit Mitte der 80er Jahre schleichend – und in den letzten Jahren ganz massiv – einen Paradigmenwechsel erleben. Sowohl Teile der Patientenschaft als auch Teile der Leistungserbringer bringen sich aktiver in die Gestaltung des therapeutischen Prozesses ein bzw. erwarten stärkere Beteiligung seitens des Patienten. Damit wankt das alte Modell des „Halbgottes in Weiß" bedenklich.

Schmacke bringt es auf den Punkt:

„Der Paternalismus ist aber definitiv ein Auslaufmodell einer Ära, in der klar zu sein schien, dass durch Experten alle Konflikte gelöst werden können." [Schmacke 2005]

Möchte man dem paternalistischen Modell der Gesundheitsversorgung treu bleiben, erlebt man unweigerlich die Entstehung neuer Gesundheitsdienstleistungen – und vermutlich die Entwicklung eines Dienstleistungsgedankens im Gesundheitssystem überhaupt – als eine bedrohliche Konkurrenz.

Gleichzeitig blendet man dann aus, dass sich die Wünsche der Versicherten und Patienten in den letzten Jahren verändert haben und weiter verändern werden. Dazu trägt nicht zuletzt gerade auch die demografische Entwicklung bei, die aktuell eine Pensionärsgeneration entstehen lässt, die ihre Altersphase als physisch und geistig aktive Menschen erleben wollen und können. Eine gesteigerte Lebenserwartung, gepaart mit einem deutlich besseren Gesundheitszustand, als ihn noch die Rentner vor 30 Jahren erleben durften, führt dazu, dass einerseits immer mehr Menschen immer älter werden und dass diese andererseits das Alter in einer immer besseren gesundheitlichen Form ausleben, respektive ausleben möchten.

Ein Blick in die Daten des Statistischen Bundesamtes macht diese Entwicklung deutlich (s. Abb. 11).

Mit diesem Wunsch, seinen „Lebensabend" aktiv genießen zu können, geht auch die Bereitschaft einher, für den nötigen Grad an Gesundheit und Fitness entsprechende monetäre Aufwendungen in Kauf zu nehmen. Andererseits muss dieser Wunsch auch von entsprechenden Serviceangeboten, Dienstleistungen und Berufsgruppen adäquat bedient werden können. Der Deutsche Bank Research [Perlitz 2008] hat diese Entwicklung wie folgt herausgearbeitet:

„Die steigenden Ausgaben für gesundheitsnahe Leistungen in Deutschland zeigen, dass sowohl in der älteren als auch in der jüngeren Bevölkerung eine steigende Zahlungsbereitschaft für eine stabile Gesundheit und ein besseres Wohlbefinden gegeben ist. (...) Was früher von den älteren Menschen als unvermeidliche Alterserscheinung akzeptiert wurde, nehmen sie heute nicht mehr so ohne weiteres hin. Hier eröffnet sich ein riesiger Markt gegen altersbedingte körperliche Handicaps."

Sterbetafel			2001/2003	2002/2004	2003/2005
Alter 0	Männer	Jahre	75,59	75,89	76,21
	Frauen	Jahre	81,34	81,55	81,78
Alter 20	Männer	Jahre	56,27	56,66	56,85
	Frauen	Jahre	61,87	62,07	62,28
Alter 40	Männer	Jahre	37,12	37,37	37,63
	Frauen	Jahre	42,28	42,46	42,66
Alter 60	Männer	Jahre	19,84	20,05	20,27
	Frauen	Jahre	23,92	24,08	24,25
Alter 65	Männer	Jahre	16,07	16,26	16,47
	Frauen	Jahre	19,61	19,77	19,94
Alter 80	Männer	Jahre	7,14	7,24	7,35
	Frauen	Jahre	8,57	8,64	8,72
im 1. Lebensjahr Gestorbene					
je 1.000 Lebendgeborene			2003	2004	2005
			4,2	4,1	3,9

Abb. 11   Lebenserwartung in Deutschland: durchschnittliche weitere Lebenserwartung;
Quelle: Statistisches Bundesamt; www.destatis.de

Und weiter:

> *„Ausgehend vom Fitness-Trend in der Gesellschaft, richten sich auch die*
> *wellness- und gesundheitsnahen Branchen zusehends an den Bedürfnissen*
> *des Marktes aus und schaffen dabei eine Fülle neuer Produkte und Dienst-*
> *leistungen." [Perlitz 2006]*

Der Roland Berger View „Innovation und Wachstum im Gesundheitswesen" zeigt in einer Grafik sehr anschaulich, welche Bereiche Gesundheitsdienstleistungen aktuell schon umfassen bzw. künftig erfassen werden
(s. Abb. 12).

Anhand dieser Grafik wird sichtbar, dass einerseits eine Erweiterung des
klassischen Gesundheitssektors stattfindet, bei der anderseits gleichzeitig
eine Neugruppierung von Angeboten möglich ist. Dass damit eine Ausweitung des Marktes überhaupt einhergeht, liegt auf der Hand. In diesem er-
weiterten Markt wird es eine Zunahme von Chancen für die bisherigen
Leistungserbringer geben; gleichzeitig werden sich auch neue Leistungserbringer hineindrängen. Selbstverständlich bedeutet dies Wettbewerb, aber
auch Mittelzufluss.

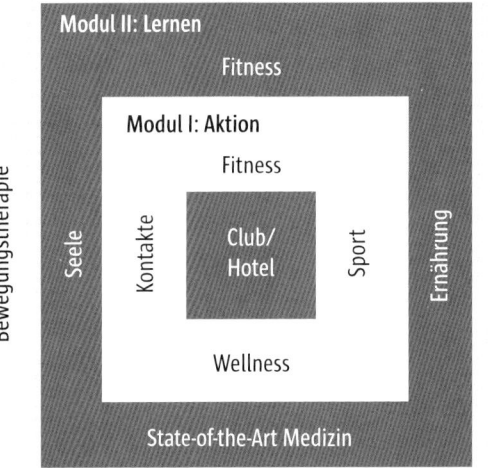

Abb. 12 Resorts als Zentren für umfassende Gesundheitsdienstleistungen; Quelle: Kartte et al.:
Innovation und Wachstum im Gesundheitswesen. Roland Berger View. 11/2005. S. 12

Diese bereits erwähnte Zahlungsbereitschaft, die Ausdruck einer neuen
Priorisierung der persönlichen Ausgaben durch den Bürger ist, bringt zukünftig stärkere Finanzströme in Richtung Gesundheitssektor. Ein Team
von Roland Berger hat dies bis 2020 prognostiziert (s. Abb. 13).

Dies sind wirklich beeindruckende Zahlen. Selbst wenn nur ein Teil dieser Voraussage eintreffen würde, sprechen wir hier von einem enormen
Mittelzufluss. Dabei lassen wir noch völlig außer Acht, dass sich bereits in
den 260 Mrd. € des Jahres 2003 genügend Spielräume im Sinne von Effizienzreserven befanden.

Abschied von der Vergangenheit bedeutet an dieser Stelle also, sich folgenden Tatsachen zu stellen:

- Der Bürger richtet zunehmend andere und erweiterte Anforderungen
  an den Gesundheitssektor.
- Der Bürger ist bereit, für die Realisierung dieser Anforderungen zunehmend privates Geld einzusetzen.
- Die Leistungsanbieter werden sich für den Wettbewerb um die verfügbaren und die Gewinnung der zusätzlichen Mittel entsprechend
  aufstellen müssen.

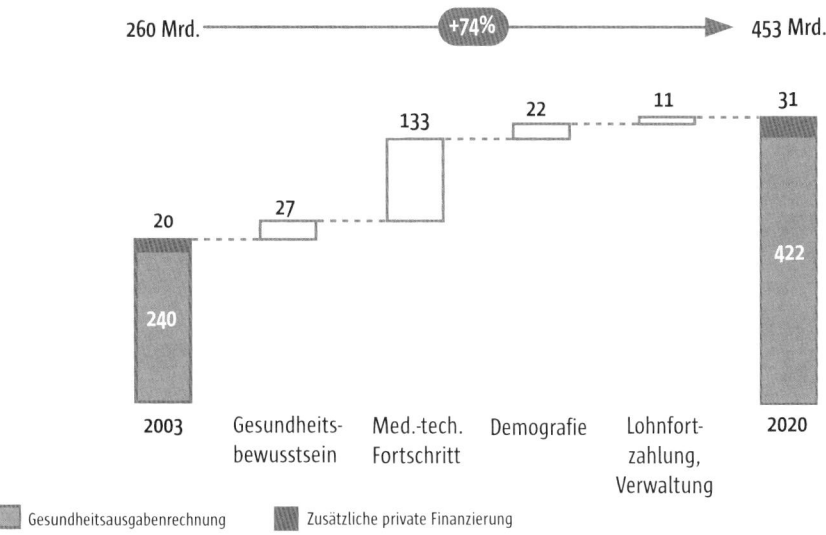

Abb. 13 Der Markt für Gesundheitsdienstleistungen in Deutschland: Erwartete Entwicklung bis 2020; Quelle: Kartte et al.: Innovation und Wachstum im Gesundheitswesen. Roland Berger View. 11/2005. S. 11

6.2 Echte Konkurrenz kann es nur unter Gleichen geben

Am Patienten sind je nach Therapieregime verschiedenste Berufsgruppen tätig, wie z. B. Ärzte, Schwestern und Pfleger, Physiotherapeuten usw. Eigentlich sollten alle diese Aktivitäten abgestimmt im Sinne eines strukturierten Behandlungsprozesses, in dem die Patienten aktiv eingebunden sind und mitbestimmen, erfolgen.

Dass dem oft nicht so ist, deckt sich mit unserem Erleben und zeigt auch die aktuelle Literatur. So formuliert Badura insbesondere für chronisch kranke Menschen:

„Die Betroffenen sehen sich oftmals geradezu gezwungen, das Versorgungsmanagement in die eigenen Hände zu nehmen, ohne dass ihnen die hierfür erforderlichen Informationen unmittelbar zur Verfügung stehen." [Badura 2002]

Pfaff et al. vertiefen dies:

„Um Irrwegen durch das ausdifferenzierte und für Patienten oftmals undurchsichtige Versorgungssystem entgegenzuwirken, ist zudem Unterstützung bei der Versorgungsnutzung notwendig." [Pfaff 2003]

Dies wird verschärft durch die Tatsache, dass die wirkliche Einbeziehung des Patienten in den Behandlungsprozess eindeutig Vorteile für den Erfolg dieses Prozesses bringt [Scheibler et al. 2003].

Je aktiver der Patient in die Durchführung diagnostischer und therapeutischer Maßnahmen miteinbezogen wird, desto höher ist die Zufriedenheit mit diesem Behandlungsprozess. Umgekehrt führt die gesteigerte Patientenzufriedenheit zu einer Verbesserung der Behandlungsergebnisse, was wiederum einen positiven Einfluss auf den Behandlungsablauf ausübt [Niewöhner 2003].

Dies verdeutlicht die Notwendigkeit des Handlungsbedarfes in diesem Feld. Aktuell wird dem Patienten weder systematisch diese Unterstützung gegeben, noch ist in der Regelversorgung ein verlässliches Abstimmungsprocedere zwischen den Leistungserbringern wirklich etabliert. Eine Koordination des Behandlungsprozesses und die Einbeziehung des Patienten ist aber ein „Muss". Dies wird im deutschen Gesundheitssystem nur ungenügend realisiert und ist von den traditionellen Akteuren auch nicht zu leisten, was allein schon durch die Sektorengrenzen bedingt ist. Insofern würde ein neu hinzukommender Leistungserbringer – eben der Coach – eine Leistung erbringen, die bisher kaum unmittelbar angeboten wird bzw. auch mittelbar höchst ungenügend realisiert wurde. Gleichzeitig schafft aber diese Leistung mehr Zufriedenheit und Behandlungserfolg, was ein Delta generiert, aus dem diese Leistung mitfinanziert werden kann.

Der Coach tritt mit seinem Angebot weder gegen den Arzt noch gegen das pflegerische Personal, noch gegen sonst einen Leistungserbringer an. Er wird zukünftig weder Medikamente verordnen noch operieren, noch pflegerische Leistungen, noch physiotherapeutische oder Reha-Maßnahmen erbringen. Ein Konkurrenzgedanke ist mit Blick auf das Leistungsspektrum der Coachs völlig absurd.

Eine eventuelle Konkurrenz um die Mittel der gesetzlichen Krankenversicherung besteht nur scheinbar, da die Tätigkeit der Coachs schlussendlich darauf gerichtet ist, eine Koordination von zu erbringenden Behandlungsleistungen zu bewirken. Damit wird die weitere Fehlallokation von Mittel durch z. B. Doppeluntersuchungen, mangelnde Compliance usw. verhindert.

An der Fortführung derartiger Fehlsteuerungen kann niemand ein ernsthaftes Interesse haben, denn sie führen zwangsläufig in eine Effizienz-, Qualitäts- und Wirtschaftlichkeitsproblematik.

Dass Deutschland auch diesbezüglich einen gewissen Handlungsbedarf hat, zeigt nicht nur die Kostendiskussion in den Medien, sondern auch Abbildung 14. Als Maß für die Leistungsfähigkeit wird dabei eine Größe genommen, die die Lebenserwartung und den Gesundheitszustand der Bevölkerung berücksichtigt. Auf diese Weise erhält man ein Maß für die Leistungen des Systems. Dazu existieren unterschiedliche Konzepte. Die sogenannte Disability Adjusted Life Expectancy (DALE) ist eines der am häufigsten genutzten Maße. EU-bezogen liegt Deutschland bezüglich der DALE im unteren Drittel [Stanowsky et al. 2004].

Die Autoren des Allianz Working Paper kommen zu dem Schluss, dass trotz unbestreitbarer Probleme bei der Erhebung der DALE erheblicher Handlungsbedarf zur Steigerung der Qualität in Deutschland besteht.

6.3 Die Frage der Kernkompetenzen entscheidet

Zukünftig könnte der Coach durch seine Koordinationsfunktion auch dazu beitragen, bestimmte Berufsgruppen bei der Wiedergewinnung ihrer Kernkompetenzen zu unterstützen, da bei vielen medizinischen Leistungserbringern die Chance besteht, durch die Tätigkeit der Coachs Kapazitäten frei zu machen. Dies macht aus vielerlei Blickwinkeln Sinn.

Ein weiteres zentrales Problem, die Frage der Erlangung von Gesundheitsinformationen, sollte ebenfalls angegangen werden.

So konnte man mittels der Befragungen von 13.658 Personen im Bertelsmann-Gesundheitsmonitor zwischen 2001 bis 2005 feststellen, dass 45% der Befragten versuchten, viele Informationen über Gesundheitsthemen,

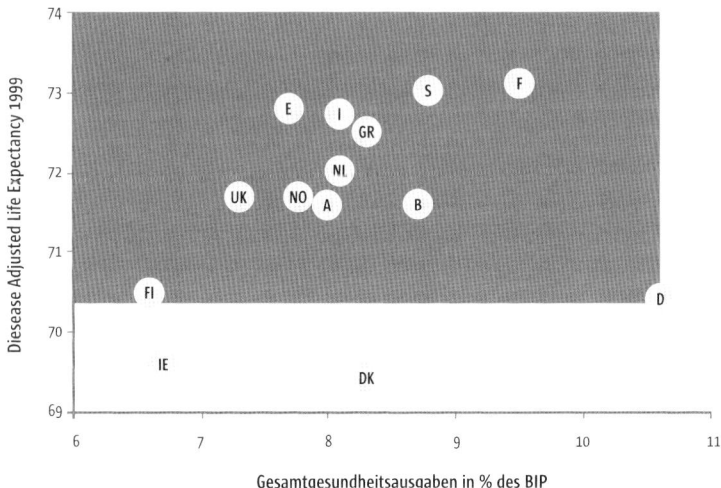

Abb. 14 Effizienz von Gesundheitssystemen; Quelle: Stanowsky J, Schmax S, Sandvoß R: Gesundheitsmarkt – ein Wachstumsmotor? Economic Research – Allianz Group – Dresdner Bank. Working Paper Nr.: 17. 28.07.2004. S. 10

die sie selbst betreffen, zu erhalten. Dabei spielt der Gesundheitszustand eine entscheidende Rolle. Etwa zwei Drittel der Informationssuchenden bezeichnen sich als akut schwerkrank (69 %) und/oder als chronisch krank (62 %). Von Personen, die angaben, über einen ausgezeichneten, sehr guten oder guten Gesundheitszustand zu verfügen, versuchten 35 % bzw. 40 % Gesundheitsinformationen zu erlangen.

Basierend auf diesen Befragungsergebnissen wird in gleicher Quelle weiter ausgeführt:

> *„Es zeigt sich deutlich, dass der „Konsument" Patient tatsächlich in allen Gesundheitssystemen nicht über ausreichende Informationen verfügt, um über die Folgen seines Handelns selbstständig entscheiden zu können. Dies resultiert aus einem Bündel von unterschiedlich komplexen und beeinflussbaren Gründen. Dazu gehören Defizite auf der Angebotsseite wie etwa der Mangel an Informationen, die Schwierigkeiten ihrer Erreichbarkeit, deren Verständlichkeit und Zuverlässigkeit. Hinzu kommen aber auch Defizite auf der Nachfragerseite wie das Desinteresse der Patienten an Informationen oder ihre Unfähigkeit, mit Informationen umzugehen."* [o. V. Bertelsmann Stiftung 2006. S. 51]

Speziell für die Patienten mit hohem Erkrankungsrisiko wird schließlich herausgearbeitet, dass:

> *„häufig dieselben Bevölkerungsgruppen, die ein hohes Erkrankungsrisiko und daher potenziell einen hohen Informationsbedarf haben, auch die meisten Probleme mit der Informationsbeschaffung und -verarbeitung"* haben [o. V. Bertelsmann Stiftung 2006].

Dies ist sehr gut nachvollziehbar, denn chronische und/oder multimorbide Patienten werden mit einer Menge von medizinischen Sachverhalten und Prozeduren konfrontiert, deren Sinn und Relevanz sie einordnen können müssen, wenn sie eine aktive Rolle in ihrer Therapie übernehmen sollen.

Bulger hat es 1999 konkret benannt:

> *„Gleichzeitig ist Information des Patienten eine Voraussetzung dafür, ihn aktiv an Entscheidungsfindungsprozessen zu beteiligen."* [Bulger und Smith 1999]

> *Es zeichnet sich die Notwendigkeit ab, allen Patienten, aber insbesondere den chronisch Erkrankten und Risikogruppen, verständliche Gesundheitsinformationen in ausreichendem Maße zugänglich zu machen. Dieser Bedarf wird von den Patienten deutlich wahrgenommen und artikuliert – fürderhin erwartet.*

Nun wollen wir keinesfalls in Abrede stellen, dass Ärzte, medizinisches Personal und andere Leistungserbringer Informationen über Gesundheit, Krankheit und Behandlungsprozesse geben. Aber die Daten offenbaren, dass dies in der Mehrzahl der Fälle noch nicht ausreichend zu sein scheint. Wahrscheinlich ist dies auch der Problematik des Informationsgefälles geschuldet, die im Bertelsmann-Chartbook 2006 wie folgt gefasst wird:

> *„Tatsächlich existiert aber zwischen Arzt und Patient ein großes Informationsgefälle, das dazu beiträgt, dass die große Mehrheit der „Konsumenten"*
> *nicht ausreichend in der Lage ist, zwischen den verfügbaren Alternativen im*
> *Gesundheitsmarkt zu wählen." [o. V. Bertelsmann Stiftung 2006. S. 48]*

Hier offenbart sich ein großes Handlungsfeld für die Coachs. Sie können dieses Bedürfnis der Patienten und Versicherten bedienen und vermutlich sogar bei den Leistungserbringern somit Entlastung schaffen. Dies setzt natürlich ein adäquates Ausbildungsniveau für die Coachs zwingend voraus.

Das könnte dazu beitragen, dass sich andere Leistungserbringer – z. B. Ärzte – wieder mehr auf ihre Kernkompetenz konzentrieren können, mit der sie letztendlich Mehrwert generieren. Vor dem Hintergrund der Entwicklung bezüglich künftig verfügbarer Ärzte macht dies ebenfalls Sinn, wie die Abbildung 15 und 16 erahnen lassen.

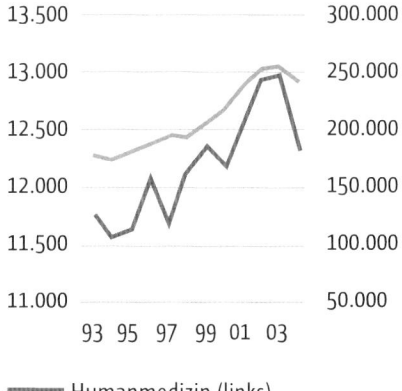

Humanmedizin (links)
Alle Studienbereiche (rechts)

Abb. 15 Weniger Studienanfänger der Humanmedizin; Quelle: Perlitz U: Demografische Entwicklung begünstigt Mediziner. Deutsche Bank Research – Aktuelle Themen 356 – Demographie Spezial – 12. Juni 2006

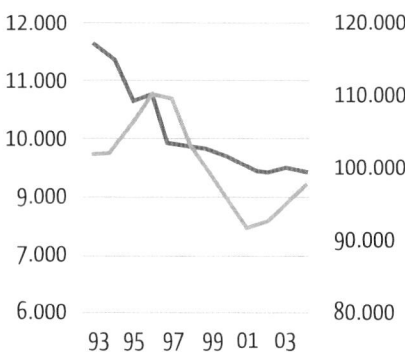

Humanmedizin (links)
Alle Studienbereiche (rechts)

Abb. 16 Weniger Abschlussprüfungen in Humanmedizin; Quelle: Perlitz U: Demografische Entwicklung begünstigt Mediziner. Deutsche Bank Research – Aktuelle Themen 356 – Demographie Spezial – 12. Juni 2006

Scheinbar lässt das Interesse für den Arztberuf nach. Seit 2004 geht die Zahl der Studienanfänger deutlich zurück (–5 %). Die Zahl der bestandenen Abschlussprüfungen im Bereich Humanmedizin ist schon seit Längerem rückläufig. Von knapp 12.000 bestandenen Abschlussprüfungen im Jahr 1993 hat sich diese Quote auf nicht ganz 9.000 in 2004 reduziert, was einem Rückgang von 2 % pro Jahr entspricht. Diese Ausgangslage wird nicht ohne Folgen bleiben, zumal nach Angabe der Bundesärztekammer in den nächsten zehn Jahren pro Jahr etwa 4.000 Humanmediziner aus Altersgründen als Leistungserbringer wegfallen [Perlitz 2006, S. 9].

Hier wird deutlich, dass zukünftig die ärztliche Leistung bei den verbleibenden Medizinern in ihrer Kernkompetenz vermehrt nachgefragt werden wird, allein schon weil ihre Verfügbarkeit abnimmt. Obwohl die Bevölkerung demografiebedingt insgesamt langsam abnehmen wird, kann dies den vorgenannten Trend nicht umkehren, da die gesteigerte Lebenserwartung und das vermehrte Gesundheitsbewusstsein zu einem Nachfrageschub in Bezug auf medizinische Leistungen führen.

Somit bietet der Coach auch an dieser Front eine hilfreiche Unterstützung für die Herausforderungen der Zukunft, da er in bestimmten Segmenten Entlastung schaffen kann.

6.4 Von Integration profitieren alle

Das Oberziel aller Leistungserbringer ist die Gesundheit des Patienten. Unter diesem Oberziel haben sich alle Leistungserbringer im Interesse des Patienten zu vereinigen. Dabei ist den Parametern Ergebnisqualität, Kosteneffektivität, Zeitbedarf, Patientenzufriedenheit und Leistungserbringerzufriedenheit Rechnung zu tragen.

Ein abgestimmter Behandlungsprozess, der unter der Beachtung der vorgenannten Parameter durchgeführt wird, führt für alle in eine win-win-Situation, weil sich jeder auf das konzentriert, was er am besten kann.

Wenn jeder Leistungserbringer seiner originären Tätigkeit effizient und abgestimmt nachgehen kann, ist er darin auch erfolgreich und erlebt seine Arbeit als befriedigend. Dabei stellt der Coach eine wirksame und hilfreiche Unterstützung dar. Er kann Freiräume schaffen, von Arbeiten befreien, die außerhalb der Kernkompetenz liegen, Zeitgewinn realisieren und damit Potenzial für weitere Arbeit innerhalb der Kernkompetenz schaffen.

Literatur

Badura B: Patientenorientierte Systemgestaltung im Gesundheitswesen. In: Badura B, Feuerstein G. (Hrsg.): Systemgestaltung im Gesundheitswesen – Vom Anbieter zum Verbraucherschutz. Bundesgesundheitsblatt. 45 (1). S. 21–25

Bulger DW, Smith AB: Message Tailoring. Dis Manage Health Outcomes (1999) 5 (3). S. 127–134

Kartte J et al.: Innovation und Wachstum im Gesundheitswesen. Roland Berger View. 11/2005. S. 11ff.

o. V. Bertelsmann Stiftung – Themenfeld Gesundheit, Universität Bremen – Zentrum für Sozialpolitik (Hrsg.): Anreize zur Verhaltenssteuerung im Gesundheitswesen – Effekte bei Versicherten und Leistungsanbietern. Chartbook (2006)

Perlitz U: Demografische Entwicklung begünstigt Mediziner. Deutsche Bank Research. Aktuelle Themen 356. Demographie Spezial. 12. Juni 2006. S. 6

Pfaff H, Schrappe M, Lauterbach KW, Engelmann U, Halber M (Hrsg.): Gesundheitsversorgung und Disease Management – Grundlagen und Anwendungen der Versorgungsforschung. 1. Auflage. Bern. Verlag Hans Huber (2003) S. 146

Scheibler F, Janßen C, Pfaff H: Shared Decision Making – Ein Überblick über die Internationale Forschungsliteratur. Sozial- und Präventivmedizin 48 (2003) S. 11–23

Schmacke N: Wie viel Medizin verträgt der Mensch? 2. Auflage. KomPart Verlagsgesellschaft mbH & Co. KG. Bonn/Bad Homburg (2005) S. 170

Stanowsky J, Schmax S, Sandvoß R: Gesundheitsmarkt – ein Wachstumsmotor? Economic Research – Allianz Group – Dresdner Bank. Working Paper Nr. 17. 28.07.2004. S. 10

7 Was läuft bisher in der Praxis – eine beispielhafte Auswahl

Derzeit gibt es in Deutschland bereits einige Praxismodelle, in denen ein Patientencoaching durchgeführt wird. Die Ansätze, Ziele und operative Umsetzung sind dabei sehr unterschiedlich. Im Folgenden sollen einige exemplarische Beispiele näher erläutert werden, um dem Leser einige Praxismodelle vor Augen zu führen, die bisher in der Praxis laufen.

7.1 Das Projekt Gemeindeschwester

In den vergangenen Jahren haben sich u. a. in medizinisch unterversorgten Gebieten Deutschlands mehrere Projekte „Gemeindeschwestern" etabliert. Die Aufgaben der Gemeindeschwestern bestehen dabei aus:

- Alten- und Krankenpflege,
- Beratung und Hilfen,
- Besuchen und Begleitung.

7.1.1 Die Tätigkeit im Überblick

Gemeindeschwestern bzw. -pfleger in der Haus- und Familienpflege pflegen und betreuen Patienten bzw. Pflegebedürftige aller Altersstufen, jedoch überwiegend alte und/oder behinderte Menschen und chronisch Kranke in deren Wohnung.

Dabei führen sie alle erforderlichen Pflegemaßnahmen nach Absprache mit dem Arzt/der Ärztin durch. Sie sorgen für die Grundpflege und übernehmen die Behandlungspflege nach ärztlicher Verordnung. Dazu gehört, dass sie Verbände wechseln und Medikamente und Injektionen verabreichen. Aber auch hauswirtschaftliche Arbeiten, soweit diese zur persönlichen Versorgung des zu Betreuenden erforderlich sind, sowie das Anleiten und Beraten von Angehörigen in Krankenpflege, Beschaffung und Gebrauch von Hilfsmitteln und Inanspruchnahme von Therapieleistungen gehören zu ihren Aufgaben.

In der Regel arbeiten Gemeindeschwestern und -pfleger im Rahmen eines ambulanten Pflegedienstes oder einer Sozialstation. Grundsätzlich können sie sich auch mit einem privaten Pflegedienst selbstständig machen.

7.1.2 Zugang

Üblicherweise wird für die Tätigkeit als Gemeindeschwester bzw. -pfleger eine Krankenpflegeausbildung verlangt. Umfasst die Tätigkeit ausschließlich die Grundpflege und die sozial-hauswirtschaftliche Betreuung von Familien mit Kindern, haben auch Haus- und Familienpfleger/innen oder Dorfhelfer/innen Zugang zur Tätigkeit.

Fundierte Fachkenntnisse in der Gemeindekrankenpflege oder ambulanten Pflege sind vorteilhaft. Um die Patienten bzw. Haushalte aufsuchen zu können, ist eine Pkw-Fahrerlaubnis erforderlich. Zudem wird eine zuverlässige, selbstständige und eigenverantwortliche Arbeitsweise verlangt. Außer Kontaktfähigkeit und Organisationstalent wird auch Flexibilität benötigt, da man sich immer wieder auf neue Situationen und Menschen einstellen muss. Ein gepflegtes Erscheinungsbild und gute Umgangsformen werden ebenfalls erwartet.

Mögliche Zugangsberufe

- *Krankenschwester/-pfleger*
- *Gesundheits- und Krankenpfleger/in*
- *Haus- und Familienpfleger/in*
- *Dorfhelfer/in*

7.1.3 Erfahrungen in den neuen Bundesländern

Um Hausärzte in unterversorgten Gebieten zu entlasten, laufen u. a. in Brandenburg Modellprojekte mit Gemeindeschwestern in Anlehnung an die Erfahrungen aus den Poliklinik-Strukturen der DDR. Dort war in der

Regel eine Krankenschwester, die noch eine Zusatzqualifikation direkt als Gemeindeschwester hatte – mit dieser Qualifikation war sie ein Vorposten vor Ort – ein Stück medizinische Grundversorgung, aber auch Betreuung älterer Menschen, aufsuchende Dienste, Hausbesuche, Beratung von Familien mit Kindern, Vorsorgeuntersuchungen, aufs Impfen zu achten, vor allem im ländlichen Raum, aber nicht nur.

Die Gemeindeschwester war im staatlichen DDR-Gesundheitswesen angestellt, meist in Polikliniken oder sogenannten Landambulatorien. Sie übernahm medizinische, aber auch soziale Aufgaben und entlastete den Hausarzt in vielerlei Hinsicht.

Die Kassenärztliche Bundesvereinigung begrüßt die Initiative, die Institution der DDR-Gemeindeschwester wieder zu beleben. Man erhofft sich dadurch eine Entlastung der vorhandenen Ärzte und eine Entspannung der Situation. Auch die Kommunen sind dafür. Natürlich nur, wenn die Finanzierung geklärt ist.

Die Pflegedienste sind skeptisch – überschneiden sich doch die Arbeitsbereiche von Gemeindeschwester und häuslichen Pflegediensten. Die Krankenkassen reagieren abwartend – sie müssen nach Ansicht des Potsdamer Sozialministeriums die größte finanzielle Last tragen.

Hauptfinanziers werden die Krankenkassen sein, die sind ja auch Nutznießer davon (wenn vor Ort Ärzte nicht mehr da sind), dass eine qualifizierte Gemeindeschwester eine Menge Leistung erbringen kann

Dabei sollte die Schwester einem Krankenhaus oder auch einem Ärztenetz zugeordnet werden. Eine Streuung verschiedener Einzelprojekte zur Erprobung eines Gemeindeschwesternmodells würde bessere Daten ergeben.

In Brandenburg soll ein zweites Projekt mit Anbindung an ein Medizinisches Versorgungszentrum gestartet werden. Das Projekt in Mecklenburg-Vorpommern greift auf die Tradition der Gemeindeschwester in der DDR als Assistentin des Landarztes zurück. Die heutige „Schwester Agnes" bedient sich moderner telemedizinischer Geräte und steht per Funk in ständigem Kontakt mit dem Hausarzt. Ziel des Projektes ist es, den Hausarzt von delegierbaren Tätigkeiten zu entlasten. Die speziell ausgebildeten Gemeindeschwestern könnten in den Bereichen Prävention und Krankenpflege unter der Regie von Ärzten eingesetzt werden.

7.2 MARVECS-Service-Teams: Unterstützung für den Arzt plus Entlastung für das Gesundheitssystem

Das Prinzip der MARVECS-Service-Teams ist einfach. Qualifizierte Fachkräfte unterstützen Ärzte und Kliniken gezielt bei ganz bestimmten Aufgabenstellungen – sei es bei der direkten Betreuung einzelner Patientengruppen mit chronischen Indikationen wie Herz-/Kreislauferkrankungen, ZNS,

Onkologie oder Diabetes oder sei es bei weiterführenden Angeboten etwa in der Ernährungsberatung. In einem ersten Projekt hat die Firma MARVECS, ein Personal-Dienstleistungsunternehmen im Gesundheitsmarkt, seit 2006 ein MARVECS-Service-Team mit insgesamt 65 Mitarbeitern im Feld.

Die Aufgabe ist es, Patienten beim „Management" ihrer Krankheit zu unterstützen und dafür zu sorgen, dass die Medikation richtig durchgeführt wird und die Dosierung der Medikamente stimmt. Die ersten Erfahrungen sind durchweg positiv. Denn schon in den ersten Wochen nach dem Projektstart hatten insgesamt 6.000 Ärzte ihr Interesse bekundet, diesen Service den eigenen Patienten anzubieten.

Richtig eingesetzt, profitieren alle Seiten von diesem neuen Dienstleistungsangebot:

- Die Patienten, weil Therapien konsequenter umgesetzt und die Dosierungen bestimmter Medikamente besser gesteuert werden.
- Die Ärzte, weil sie bei Routineaufgaben effizient unterstützt werden oder weiterführende Angebote entwickeln können.
- Die Krankenkassen, weil die Kosten für ein Service-Team niedriger sind, als wenn ein Arzt eine vergleichbare Leistung erbringt, und auch die Folgekosten durch Therapieabbrüche oder falsche Dosierung von Medikamenten sinken.
- Und schließlich die Pharmahersteller, die sich als „Partner für integrierte Versorgungsmodelle" positionieren können, ihre Produktmarke stärken und auch ihr Image als Hersteller deutlich aufwerten können. Gerade bei den Herstellern stößt das neue Konzept deswegen auf großes Interesse.

Die MARVECS-Service-Teams laufen bereits in einer ganzen Reihe von konkreten Projekten. Beispielsweise bei der Schulung und Betreuung von Diabetes-Patienten beim Umgang mit Insulinpens. Aber auch bei der Gewöhnung an neue Applikationsformen für Insulin stellen MARVECS-Service-Teams künftig sicher, dass diese Medikamente richtig angewendet und vor allem auch richtig dosiert werden. Der Arzt wird dabei konkret entlastet, weil er diese Patientenschulungen nicht selbst durchführen muss. Gleichzeitig wird der Therapie-Erfolg insgesamt gesteigert, da die Service-Teams die Patienten nicht nur einmalig sondern regelmäßig betreuen und so Therapie-Abbrüche oder Fehldosierungen vermeiden helfen. Gerade bei Diabetes-Patienten, die in Deutschland überwiegend chronisch unterdosiert sind, ist dies ein effizienter Beitrag dazu, die Krankheitsfolgekosten deutlich zu senken.

Neben dem Diabetes-Bereich werden MARVECS-Service-Teams schon bald in einer ganzen Reihe weiterer Felder eingesetzt werden. Die Palette reicht dabei von der Betreuung von Familien, deren Kinder mit Wachstumshormonen therapiert werden und der konkreten Hilfestellung bei der richtigen Handhabung der entsprechenden Injektionen, über Trainings für Ärzte und Praxispersonal beim Umgang mit neuen Medikamenten bis hin zu weiterführenden Angeboten etwa in der Ernährungsberatung. Hier werden MARVECS-Service-Teams gezielt Ärzten zur Verfügung gestellt, die so ihren Patienten ganz neue Angebote machen und die Arzt-/Patientenbindung deutlich stärken können.

Entwickelt wurde das „Nurse Team"-Konzept vor 15 Jahren in Großbritannien. Dort startete man Anfang der 90er Jahre mit ganz ähnlichen Angeboten wie jetzt in Deutschland. Heute haben sich die Nurse Teams längst einen festen Platz im Gesundheitssystem erobert und decken sehr viel weitergehende Bereiche in der Patientenbetreuung ab. Dabei haben sie teilweise bereits Aufgabenbereiche übernommen, die in Deutschland noch absolutes Hoheitsgebiet des Arztes sind. Hier stehen Nurse Teams nicht nur in direktem Patientenkontakt, sondern übernehmen bei bestimmten Patientengruppen die komplette Betreuung und dürfen beispielsweise auch Medikamente verschreiben.

7.3   Case Management im mammaNetz Augsburg

Das mammaNetz Augsburg ist die erste Begleit- und Orientierungsstelle für Frauen mit Brustkrebs in Deutschland, die Betroffene nach der Case Management-Methode sektorenübergreifend von der Diagnose bis zur Nachsorge begleitet, berät und informiert. Projektträger dieses seit drei Jahren bestehenden Modellprojektes ist das beta Institut für angewandtes Gesundheitsmanagement in Augsburg. Mit mammaNetz liegt ein in der Praxis erprobtes und wissenschaftlich evaluiertes Modell einer Begleit- und Orientierungsstelle vor, das sowohl die Versorgung der Frauen mit Brustkrebs als auch die Vernetzung der Institutionen und Akteure im Gesundheitswesen verbessert.

Das Modell ist danach ausgerichtet, den Forderungen nach einer Integrierten Versorgung nachzukommen, indem eine kontinuierliche sektorenübergreifende und patientenorientierte Begleitung, die multiprofessionelle Vernetzung zwischen ambulantem, stationärem sowie Akut-, Reha- und Gemeinwesenbereich, eine Strukturierung, Dokumentation und somit Optimierung des Behandlungsprozesses Kernelemente des Konzeptes bilden, um in einem ersten Schritt eine Verbesserung der Versorgungsqualität und in einem zweiten Schritt eine Reduktion der Kosten bzw. eine Verbesserung des Kosten-Nutzen-Verhältnisses für die Behandlung von Brustkrebspatientinnen zu erzielen. Die Case Management-Methode kann hier erfolgreich eingesetzt werden und ist die Grundlage einer integrierten Brustkrebsversorgung. Dabei werden durch den Einsatz von Case Management-Begleitung reibungslose Übergänge und gebündelte Information über alle Angebote im Gesundheits- und Sozialwesen erreicht. Die Case Management-Begleitung von Brustkrebspatientinnen umfasst zwei Kernprozesse: zum einen die Einzelfallbegleitung der betroffenen Frauen auf der Basis des Case Management-Prozesses, zum anderen die Gestaltung der Systemebene, d. h. insbesondere die Vernetzung der am Behandlungsprozess beteiligten Behandler bzw. Leistungserbringer/Dienstleister.

7.3.1 Die Konzeption der Versorgung

Die genannten übergeordneten Zielsetzungen (auf Systemebene) lassen sich auf der Ebene der Patientinnen, der Behandler und des Behandlungsprozesses konkretisieren. Dabei bestehen zentrale Ziele von mammaNetz darin,

- *die Lebensqualität der Patientin zu verbessern,*
- *die psychische Stabilität der Patientin zu fördern,*
- *die aktive Mitarbeit der Patientin zu verbessern,*
- *die Selbstkompetenz der Patientin zu erhöhen,*
- *den Patientenpfad patientenorientiert, effektiv und effizient zu steuern und zu vernetzen.*

Dies bedeutet insbesondere:

- *den Informationsfluss zwischen den beteiligten Akteuren zu verbessern,*
- *den Leistungserbringern mehr Zeit für ihre Kernaufgaben zu geben,*
- *den häufigen Wechsel der Leistungserbringer zu reduzieren,*
- *notwendige therapeutische Maßnahmen zu initiieren,*
- *Doppelleistungen zu vermeiden und*
- *die Inanspruchnahme von nicht zielführenden Leistungen (aus Unsicherheit oder Unwissenheit oder „um alles für sich getan zu haben") zu verhindern.*

7.3.2 Netz mit 52 Kooperationsverträgen von Gynäkologen, Kliniken, Kooperationspartner

An mammaNetz kann sich jede Brustkrebspatientin aus der Region Augsburg wenden. Der Schwerpunkt liegt auf erstdiagnostizierten Brustkrebspatientinnen. Gerade in der Zeit der Diagnosestellung ist ein Ansprechpartner wichtig, der nicht nur medizinische Fakten vermittelt, sondern darüber hinaus fachliche und emotionale Unterstützung leistet. Die Patientin steht mit ihren individuellen Sorgen und Problemen im Mittelpunkt der Begleitung. Aber auch Patientinnen in späteren Krankheitsphasen (z. B. bei Rezidiv, Metastasierung etc.) werden von mammaNetz betreut. Eine besonders wichtige Zielgruppe stellen psychisch und somatisch hoch belastete Patientinnen dar. Die Spannweite des Angebots von mammaNetz reicht dabei von intensiver Begleitung bis zur „bloßen" Informationsgabe. Weitere Aufgaben von mammaNetz sind präventive Angebote, wie beispielsweise Brustselbstuntersuchungskurse. Bei mammaNetz werden jährlich ca. 300 Patientinnen betreut, von denen ein Drittel die Beratung (i. d. R. ein bis drei Kontakte) nutzen und zwei Drittel eine Case Management-Begleitung erhalten. Ziel der Begleitstelle ist es, den Frauen (im Sinne von Case Management) eine Hilfe zur Selbsthilfe anzubieten, sie zu befähigen, sicherer und kompetenter mit der Erkrankung umzugehen.

Zur Unterstützung einer kontinuierlichen, sektorenübergreifenden und patientenorientierten Begleitung werden die Patientinnen auf einem dafür neu entwickelten, strukturierten Patientenpfad durch die verschiedenen Behandlungsphasen individuell begleitet (vgl. Abb. 17).

Dieser Pfad wird unter Zuhilfenahme des ersten in Deutschland entwickelten softwaregestützten Tools (Case Management-Assistent) für jede Patientin abgebildet. Inhalt ist hier auch die Eingabe der Case Management-Dokumente pro Patientin.

Die Begleitung umfasst die Prozessschritte:

- Intake,
- Assessment,
- Hilfeplan,
- Intervention und
- Bewertung

und wurde in Anlehnung an die ICF-Kategorisierung der WHO (multiaxiales Assessmentverfahren) entwickelt.

Das mammaNetz hat eine multiprofessionelle Vernetzung zwischen ambulantem, stationärem sowie Akut-, Reha- und Gemeinwesenbereich aufgebaut und sich mit dem Brustzentrum Augsburg, den Kliniken der Region und mit rund 50 gynäkologischen Praxen vernetzt, die kooperativ an der Akquise der brustkrebskranken Frauen beteiligt sind. Darüber hinaus hat

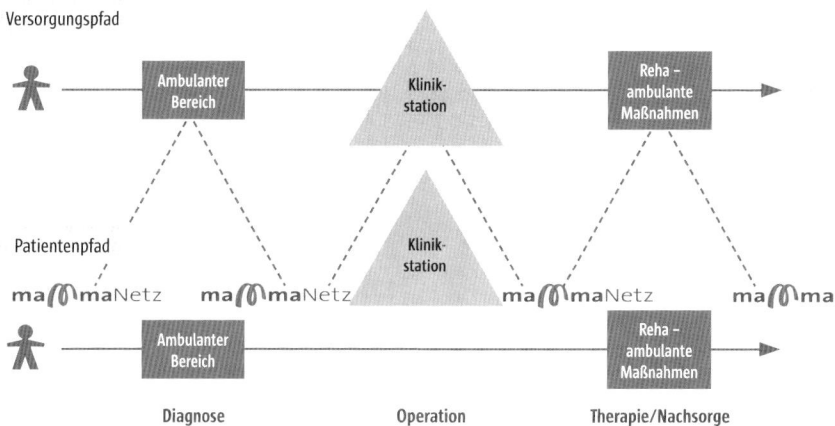

Abb. 17 Zusammenhang zwischen Versorgungs- und Patientenpfad

das mammaNetz ein Netzwerk mit rund 200 Einrichtungen, die brustkrebs-kranken Frauen helfen, etabliert. Die Vergütung der am Projekt beteiligten Leistungserbringer erfolgt über definierte Fallpauschalen.

7.4 Patientenbegleiter der Krankenversicherungen

7.4.1 Der Patientenbegleiter der BKK Bosch

Der Patientenbegleiter BKK Bosch bespricht gemeinsam mit dem Patienten, seinen Angehörigen und seinem Arzt, was dieser zusätzlich tun kann, um leichter mit seiner Erkrankung umgehen zu können und um im Alltag besser zurechtzukommen. Der Patientenbegleiter hat dabei folgende konkreten Aufgaben:

- vermittelt Kontakte, z. B. zu Ärzten, Rehazentren, Pflegediensten, Hilfsmittelanbietern, Selbsthilfe- und Sportgruppen u. v. m.,
- erleichtert den Wechsel vom Krankenhaus nach Hause oder in die Reha und ist auch nach der Klinik für den Patienten da,
- kümmert sich um die Vermittlung einer Haushaltshilfe,
- organisiert geeignete Hilfsmittel,
- steht den Angehörigen mit Rat und Tat zur Seite,
- bringt sein Fachwissen zu leistungsrechtlichen Fragen der Kranken- und Pflegeversicherung ein,
- informiert über besondere Leistungen der Bosch BKK und
- hilft auch beim Ausfüllen von Anträgen.

Nutzenaspekte für die Versicherten

■ *Sie haben einen Ansprechpartner, der sich Zeit nimmt – auch für ihre Sorgen und Ängste.*

■ *Sie profitieren von einer koordinierten Versorgung.*

■ *Sie haben einen Partner, der ihre individuelle Situation berücksichtigt und sie bei schwierigen Entscheidungen unterstützen kann.*

Nutzenaspekte für den Arzt, den Pflegedienst und andere Betreuer?

Der Patientenbegleiter:

■ *ist kompetenter Berater in komplexen Versorgungssituationen.*

■ *bildet Netzwerke zwischen stationären und ambulanten Dienstleistern, Profis und Ehrenamtlichen, Institutionen und Individuen.*

■ *unterstützt sie bei der Beschleunigung administrativer Prozesse.*

Fallbeispiel 1

Die 75-jährige Maria F. muss aufgrund eines Sturzes ins Krankenhaus.

Sie kann sich in dieser Situation auf ihren Patientenbegleiter verlassen: Für ihren Ehemann, den sie sonst alleine pflegt, vermittelt er die pflegerische Versorgung während ihres Aufenthalts im Krankenhaus und in der Reha.

Er unterstützt Maria F. auch danach, zum Beispiel durch Empfehlungen zur Sturzprävention. Er zeigt auf, wie geeignete Hilfsmittel den Alltag erleichtern können und das Wohnumfeld den veränderten Bedürfnissen angepasst werden kann.

Fallbeispiel 2

Der 52-jährige Ingenieur Peter M. hat eine koronare Herzkrankheit und wird mit einem Herzinfarkt ins Krankenhaus gebracht.

Der Patientenbegleiter kümmert sich in enger Zusammenarbeit mit dem Krankenhaus-Sozialdienst um die anschließende Aufnahme in eine geeignete Rehaeinrichtung. Alternativ bringt er in einem Gespräch mit dem Versicherten und dem behandelnden Arzt in Erfahrung, ob eine ambulante Reha möglich und gewünscht ist.

Entscheidend ist: Peter M. hat die Wahl des für ihn passenden Angebots. Nach der Reha vermittelt der Patientenbegleiter mit dessen Einverständnis z. B. den

Kontakt zu einer Ernährungsberatung und einer Herzsportgruppe. Sie können Peter M. dabei unterstützen, einer Verschlechterung der koronaren Herzkrankheit und einem erneuten Herzinfarkt vorzubeugen.

7.4.2 Gesundheits-Lotsen der Allianz Private Krankenversicherung

Die Allianz Private Krankenversicherung unterstützt Patienten und deren Angehörigen speziell bei schweren und komplizierten Krankheitsverläufen – mit den Patientenbegleitern im Rahmen des Konzeptes Gesundheits-Lotsen.

Was koordiniert Ihr Patientenbegleiter?

- *den von Ihren Ärzten festgelegten Behandlungsablauf,*
- *die Entlassung,*
- *die Weiterversorgung nach Entlassung (z. B. ambulanten Pflegedienst),*
- *die Verlegung in die Anschlussheilbehandlung und*
- *die Hilfsmittelversorgung (z. B. Gehstützen oder Pflegebett).*

Seit Mai 2003 arbeiten insgesamt vier Patientenbegleiterinnen für die Allianz Private Krankenversicherung. Alle sind ausgebildete Krankenschwestern mit langjähriger Berufserfahrung in verschiedenen medizinischen Bereichen. Sie verfügen somit über großes praktisches Wissen in der ambulanten und stationären Pflege. Zum Teil haben sie auch auf Intensivstationen gearbeitet, waren im Operationssaal tätig oder haben zusätzlich noch Studiengänge zur Dipl.-Pflegewirtin (FH) oder zur Fachwirtin im Sozial- und Gesundheitswesen (IHK) abgeschlossen.

Für ihre Arbeit als Patientenbegleiter bei der APKV haben sie zusätzlich interne Schulungen zu verschiedenen Aspekten der Kranken-, Pflege- und Sozialversicherung absolviert. Die Patientenbegleiter betreuen den Patienten als Kunden telefonisch und schriftlich und sind jeweils einer Niederlassung fest zugeordnet.

Unter der Marke Gesundheits-Lotsen bietet die Allianz Private Krankenversicherung verschiedene Gesundheitsprogramme und Serviceleistungen für ihre Versicherten an.

7.4.2.1 Das Fallmanagementprogramm

Das Gesundheitsmanagement-Programm Patientenbegleiter weist bereits kurze Zeit nach seiner bundesweiten Einführung im Mai 2003 beachtliche Erfolge auf. Ziel der Patientenbegleiter ist es, die einzelnen Behandlungsschritte von der Einweisung durch den ambulanten Arzt ins Krankenhaus bis hin zur Rehabilitation oder Pflege optimal aufeinander abzustimmen. In enger Absprache mit den behandelnden Ärzten und dem Sozialdienst der Klinik planen und koordinieren die Patientenbegleiter unter anderem den von den Ärzten festgelegten Behandlungsablauf, die Entlassung, die Weiterversorgung nach Entlassung (z. B. ambulanten Pflegedienst), die Verlegung in die Anschlussheilbehandlung oder die Hilfsmittelversorgung (z. B. Gehstützen oder Pflegebett). Gleichzeitig unterstützt der Patientenbegleiter Kunden bei der Bearbeitung von Anträgen, beispielsweise für die Pflegeversicherung, oder bei der Suche nach einem Pflegeheim.

Im Rahmen des Programms Patientenbegleiter, das zunächst mit einem Pilotprojekt in den Niederlassungen Dortmund und München gestartet war und schließlich im Mai 2003 bundesweit eingeführt wurde, konnten seit Anfang 2002 über 1000 Versicherte betreut werden.

Eine Umfrage unter den Kunden, die sich für den Patientenbegleiter entschieden hatten, ergab, dass nahezu alle Versicherten, genau 96 %, den Patientenbegleiter erneut in Anspruch nehmen würden. Das Konzept ist ein gutes Beispiel für die Strategie der APKV, Nutzen sowohl für den Kunden als auch für das Unternehmen zu erzielen: Pro Fall wurden etwa 500 € gespart.

7.5 Ein Blick in die Schweiz – das Patientenforum

Das Patientenforum in der Schweiz arbeitet mit erfahrenen Patientencoachs zusammen und ist Partner bei der Organisation von Lehrgängen zur Patientenschulung. Das Patientenforum wurde von Andrea Hofmann-von Lichtenberg und Elli Suter gegründet und ist eine Plattform für Patienten mit belastenden Erkrankungen.

Die Erfahrung mit Krankheit wird häufig vom Patient als ein „Aus-dem-Gleichgewicht-geworfen-Sein", als Angst und dem Erleben von Kontrollverlust empfunden.

Das Patientenforum fördert dabei die verständliche Vermittlung wissenschaftlicher Information, den Meinungsaustausch zwischen Ärzten, Patienten, Angehörigen, Pflegepersonal, Psychologen, Physiotherapeuten, Seelsorger und die daraus entstehende Interaktion, um auf die Themen und Erwartungen eingehen zu können, die den Patienten betreffen.

Das Verständnis für medizinische, körperliche und psychische Bedürfnisse kann zur Verbesserung der Krankheitsbewältigung beitragen. Die

Themen ergeben sich aus den Fragestellungen von Patienten und den weiten Bereichen der Medizin und gesellschaftlichen Entwicklungen.

7.5.1 Coaching

Nur wenige Menschen können von heute auf morgen Experten in eigener Sache sein.

Die medizinische Therapie ist ein wichtiger und unabdingbarer Teil der Krankheitsbewältigung. Die Krankheit selbst wird nie alleine gelassen. Aber der Kranke selbst, der mit seiner Krankheit neu leben muss – er wird oft allein gelassen.

Ziel des Patientencoachings im Projekt Patientenforum ist es, den Patienten zu begleiten, zu fördern, anzuleiten, zu ermutigen, zu bestärken. Der Patientencoach ist dabei ein Wegbegleiter, der dazu beiträgt, dass der Patient selbst lernt, noch sicherer zu sein, ein neues Selbstbewusstsein und neue Selbstsicherheit zu lernen.

7.5.2 Patientenkompetenz

Der Begriff Patientenkompetenz ist in den letzten Jahren sehr populär geworden. Es wurde von Patienten selbst geprägt, um auf das Rollenverständnis des modernen Patienten hinzuweisen.

> Fragte der frühere informierte, mündige, autonome Patient vor allem nach seinen Rechten und nach den Dienstleistungen anderer, so fragt der kompetente Patient heute auch noch: „was kann ich selbst für mich tun".

Patientenkompetenz ist etwas sehr individuelles. So antwortete eine junge, an Brustkrebs erkrankte Frau auf die Frage, was sie unter Patientenkompetenz verstehe:

> *„Die Erkrankung war für mich eine neue, schmerzliche Lebenserfahrung. Dadurch war nichts mehr wie vorher. Ich habe mich gefragt, was bedeutet die Krankheit für mich, was will sie mir sagen, wie soll ich mich neu einstellen, welcher ist mein ganz persönlicher Weg, um diese Krise zu bewältigen? Das alles hat mit Patientenkompetenz zu tun. Ich möchte in der Lage sein, trotz der Erkrankung möglichst normal und würdig zu leben".*

Patientenkompetenz, dieses den persönlichen Weg in der Krankheit finden und gehen, kann sich sehr verschieden äußern. Es gibt Patienten, die sehr aktiv werden und vieles ändern. Zum Beispiel die Ernährung umstellen, oder zu Mitteln der Komplementärmedizin greifen. Die Kompetenz anderer

Patienten besteht darin, dass sie selbst gar nichts Besonderes machen, sondern sich bewusst ausschließlich der Medizin oder der göttlichen Hilfe anvertrauen.

7.5.3 Der äußere Arzt hilft – der innere Arzt heilt

Viele kompetente Patienten sind der Überzeugung, dass es zur Bewältigung von Krankheit zwei Ärzte braucht, den äußeren Arzt, die Medizin mit ihren therapeutischen Möglichkeiten und den inneren Arzt, nämlich die Heilkräfte des Patienten selbst.

Diese Auffassung findet sich überall in der alten Medizin. So zum Beispiel bei Paracelsus, dem berühmten Arzt aus Einsiedeln, von dem das Wort überliefert ist:

„Die Kraft des Arztes liegt im Patienten".

Kompetenten Patienten geht es in der Regel nicht darum, mit dem Arzt auf gleicher Augenhöhe über dessen Zuständigkeit und Therapien reden zu können. Nein, sie wollen sich in die eigenen Angelegenheiten einmischen und möchten aus ihren eigenen Quellen der Heilung schöpfen. Quellen, die im Lebensstil, in der eigenen Abwehr, im Willen oder Glauben liegen.

Das Patientenforum hat sich zum Ziel gesetzt, diesen patientenindividuellen Prozess zu unterstützen und zu fördern.

8 Transfer der Idee Patientencoaching in die Praxis am Beispiel neuer Versorgungsformen

8.1 Einführung

In diesem Kapitel sollen die potenziellen Einsatzgebiete der Patientencoachs näher bestimmt werden, um mit Hilfe einer Kosten-/Nutzen-Rechnung erste Überlegungen zur gesamtvolkswirtschaftlichen Rentabilität des Konzeptes anstellen zu können.

Der Nutzen der Patientencoachs ergibt sich nicht aus ihrer „heilenden" Intervention, sondern daraus, dass sie Effizienz und Effektivitätspotenziale des gesamten Behandlungsprozesses sowohl innerhalb der Prozesse selbst als auch bei den Patienten und Akteuren des Gesundheitswesens heben und für das Gesundheitssystem verfügbar machen. Aus dieser Wertschöpfung ergibt sich die Notwendigkeit, die Patientencoachs in Bereichen mit hohen Behandlungskosten einzusetzen, damit nach Abzug des Aufwandes für die Patientencoachs selbst ein nennenswertes Einsparpotenzial für die Kostenträger verbleibt.

Auf der Basis der in Kapitel 4 beschriebenen Tätigkeitsbeschreibungen der Patientencoachs sind solche Einsparpotenziale dort zu erwarten, wo langwierige Behandlungen mit mehreren beteiligten Segmenten von Leistungserbringern und hohem Koordinationsbedarf und/oder hohe Einsparpotenziale durch eine Steigerung der Compliance der Patienten bestehen oder eine generell hohe Morbiditätsrate hohe, unspezifische Kosten verursachen könnte.

In diesem Kapitel werden konkrete Einsatzgebiete lediglich beispielhaft aufgezeigt. Allein im Rahmen der Sekundärvorsorge sind zahlreiche weitere Krankheitsbilder mit einzubeziehen und im Bereich der Gerontomedizin ergeben sich ebenfalls ausgedehnte Aufgabenfelder, ebenso wie bei im Einzelfall komplizierten Krankheitsverläufen sonst unproblematischer Erkrankungen. Für die Abschätzung des Einsparpotenzials des Einsatzes von Patientencoachs und für die Frage, welche Tätigkeiten der Patientencoachs welchen Einspareffekt haben könnten ist belastbares, widerspruchsfreies Zahlenmaterial über Häufigkeit und Kosten bestimmter Krankheitsformen Voraussetzung. Eben diese Voraussetzung ist aber, gerade für den Bereich der Sekundärprävention, in den wenigsten Fällen gegeben. Es kann daher nur versucht werden, das gegebene Potenzial anzudeuten, eine Gesamtschau von Einsparungspotenzialen zu erstellen ist im vorliegenden Rahmen dieses Buches unmöglich.

Die Kosten-/Nutzen-Analyse für den Einsatz von Patientencoachs wird daher, mit vorliegenden Daten des Bundesamtes für Statistik, nur höchst allgemein in Kapitel 8.3 für Patienten im Alter über 80 Jahren vorgenommen. Die Krankheitskosten innerhalb der deutschen Bevölkerung zeigen in Bezug auf das Alter eine paretoähnliche Verteilung; wie im Folgenden gezeigt wird, kann aber bei Patienten über 80 Jahre die Betreuung durch einen Patientencoach generell für jeden sinnvoll sein.

Zunächst soll aber nochmals die Ausgaben- und Lastenverteilung innerhalb der unterschiedlichen Kostenträger deutlich gemacht werden (s. Tab. 4).

Tab. 4   Gesundheitsausgaben nach Ausgabenträgern; Quelle: DeStatIS, Stand Dezember 2006/ *Zahlen 2005 Eigenrecherche/n. v. = nicht verfügbar)

Gesundheitsausgaben nach Ausgabenträgern			
Gegenstand der Nachweisung	2003	2004	2005*
gesetzliche Krankenversicherung	135.583	131.564	134.800
private Haushalte und private Organisationen	28.505	32.073	n. v.
private Krankenversicherung	20.438	21.112	22.064
soziale Pflegeversicherung	17.438	17.587	17.858
öffentliche Haushalte	14.424	14.535	n. v.
Arbeitgeber	9.672	9.678	n. v.
Ausgabenträger insgesamt	226.060	226.549	

Die Tabelle 4 verdeutlicht die Bedeutung des Systems der gesetzlichen Krankenversicherung als bei weitem umfangreichsten Kostenfaktor. Die Kostensteigerungsraten der privaten Krankenversicherung zeigen auf, welche Kostensteigerung auch in der gesetzlichen Krankenversicherung möglich wäre bzw. durch regelmäßige Reformen verhindert werden muss. Die Gesundheitsausgaben von privaten und öffentlichen Haushalten sowie der Arbeitgeber (die jeweils nicht durch eine Versicherung gedeckt sind) von gesamt 56,28 Milliarden € machen immerhin gut ein Viertel der gesamten Gesundheitsausgaben aus, durch die die Volkswirtschaft zusätzlich belastet wird. Weitere Belastungen und Folgekosten werden in dieser Tabelle gar nicht erfasst: Insgesamt verursachten Diabetiker in Deutschland im Jahre 2001 Kosten in Höhe von 59,8 Milliarden €. Davon entfielen 30,6 Milliarden € auf direkte Kosten im Bereich der Kranken- und Pflegeversicherung und 29,2 Milliarden € auf indirekte Kosten aufgrund von Krankschreibungen und Frühberentungen. Die volkswirtschaftlichen Lasten von Krankheiten können also durchaus dasselbe Ausmaß besitzen wie die Behandlung selbst.

8.2 Segmente und Einsatzbereiche der Patientencoachs

Als Segmente bezeichnen wir Einsatzfelder der Patientencoachs, zwischen denen das Einsparpotenzial und auch die Tätigkeit der Patientencoachs unterschiedliche Gewichtung erfahren. Beispielsweise ist auf dem Gebiet der Tertiärprävention (bspw. bei chronischen Erkrankungen) ein Schwerpunkt eher auf die Beratung der Patienten über geeignete Leistungserbringer und die Therapiekoordination zu legen, während bei der Sekundärprävention mehr Überzeugungsarbeit im Sinne der Verbesserung von Compliance und Adherence der Patienten zu leisten ist.

Wir sehen das Einsatzpotenzial der Patientencoachs zunächst in zwei Bereichen als hoch an: dem Bereich chronisch erkrankter Menschen sowie der Prävention im Sinne der Sekundärprävention.

8.2.1 Chronisch erkrankte Menschen

8.2.1.1 Beispiel: Arthrose

Für die Beurteilung der Häufigkeit der Arthrose in der Bundesrepublik Deutschland ergibt die Herner Arthrose Studie (HER-AS) neues Zahlenmaterial: Werden die Daten dieser Befragung von 5000 Bürgern aus Herne hochgerechnet, dann dürften etwa 8,5 Millionen Erwachsene in der Bundesrepublik an Arthrose erkrankt sein. Bislang wurde von etwa fünf Millionen ausgegangen. Für HER-AS haben Mediziner des Marienhospitals Herne an Herner Bürger im Alter über 40 Jahren 8000 Fragebögen verschickt und 5000 beantwortete Fragebögen ausgewertet. 900 Patienten mit Knie- und Hüftgelenksbeschwerden wurden darüber hinaus in der Klinik untersucht (s. Tab. 5).

Tab. 5 Hochrechnung für das Patientencoaching geeigneten Patienten analog der Ergebnisse der HER-AS Studie

Gesamt Anzahl 8,5 Mio.		In Prozent	Anzahl
Davon behandelt	stationär	6,00 %	510.000
Davon Einstufung als	hochgradig sturzgefährdet	15,00 %	1.275.000
Davon behandelt abzüglich die vorigen	mehrfach ambulant (3–4 Kontakte p. a.) behandelt	40,00 %	1.615.000
Für Patientencoaching	geeignet		1.275.000

33 % der Teilnehmer mit Gelenkschmerzen hatten starke Schmerzen beim Treppensteigen. Etwa 25 % hatten erhebliche oder extreme Schwierigkeiten beim Herabsteigen einer Treppe. Vier von zehn Teilnehmern mit Hüft- oder Kniebeschwerden waren in den letzten zwölf Monaten vor der Befragung wegen der Gelenkschmerzen zur ambulanten Behandlung beim Hausarzt oder Orthopäden, die meisten von ihnen drei- bis viermal. Zwei Prozent nahmen den vertragsärztlichen Notdienst in Anspruch, sechs Prozent waren wegen der Gelenkschmerzen mindestens einmal im vergangenen Jahr stationär in Behandlung. Etwa 15 % der Studienteilnehmer mit Gelenkschmerzen wurden als hochgradig sturzgefährdet eingestuft. Gefahren liegen neben den typischen Sturzfolgen in dem Verfall körperlicher Mobilität mit weiteren Folgen; zusätzlich sind die Patienten durch starke Schmerzen, Immobilität und fehlende soziale Kontakte depressionsgefährdet. Die Kosten für die Arthrosebehandlung, insbesondere durch Einsetzen einer Endoprothese und anschließende Rehabilitation sind erheblich. Rechnet man in die Gruppe der durch die Arthrose hochgradig sturzgefährdeten Patienten die Gruppe der stationär behandelten mit ein, ergeben sich immer noch über 1,2 Mio. Patienten, die mit dieser Erkrankung für ein Patientencoaching geeignet erscheinen. Ansatzpunkte für die Begleitung sind neben der Motivierung für Bewegung, Körpergewichtsreduktion und Ernährungsumstellung insbesondere die Therapiekoordinierung und die Beratung der Patienten zur Inanspruchnahme evidenzbasierter Therapieformen.

8.2.1.2 Beispiel: Chronisch obstruktive Lungenerkrankung (COPD)

Der Krankheitsverlauf der COPD ist durch eine progrediente Verschlechterung der Lungenfunktion und eine zunehmende Beeinträchtigung des Befindens gekennzeichnet, insbesondere auch hervorgerufen durch rezidivierende Exazerbationen. Durch zunehmende Atemnot wird die körperliche Leistungsfähigkeit der Patienten immer weiter eingeschränkt.

Unbestritten ist die enorme sozioökonomische Bedeutung der COPD. Krankenhausstatistiken weisen seit 1996 für alle obstruktiven Atemwegserkrankungen 2,7 Mio. Krankenhaustage in Deutschland auf, der weitaus größte Teil dürfte zulasten der chronischen Bronchitis und ihrer Folgen gehen. Hochgerechnet aus den Angaben der AOK verursacht die chronische Bronchitis jährlich etwa 25 Mio. Arbeitsunfähigkeitstage, die volkswirtschaftlichen Gesamtkosten betragen, zurückhaltenden Schätzungen zufolge, etwa 5,93 Milliarden €.

Nach einer prospektiven Krankheitskostenstudie an 785 COPD-Patienten fallen hochgerechnet direkte Kosten von 4,50 Mrd. € und indirekte Kosten von 3,94 Mrd. € durch die COPD in Deutschland an. Den größten Anteil der direkten Kosten nehmen hierbei mit 41,4 % die Arzneimittelkosten ein, gefolgt von den Kosten für Hospitalisierung mit 31,6 % und den Kosten für ärztliche Leistungen mit 20,6 %. Bei den indirekten Kosten bildet die Arbeitsunfähigkeit mit einem Anteil von 45,8 % den größten Kostenblock, gefolgt von den Pflegekosten mit 21,7 %.

Ein Ansatz der Begleitung durch Patientencoachs besteht in der Stärkung der Compliance, der Motivation zur gezielten Steigerung der Lungenfunktion mittels Sport und Ernährung, der Therapiebegleitung und Koordinierung von bspw. Selbsthilfeaktivitäten.

8.2.1.3 Folgerungen

Die beiden genannten Beispiele zeigen, dass der Einsatzbereich beim Patientencoaching recht weit gefasst ist, viele konkrete Ansatz- und Wirkungspunkte und ein Einsparpotenzial bestehen. Es sind weitere Krankheiten und Formenkreise denkbar, in denen ein ähnliches Potenzial besteht, etwa im somatischen Erkrankungsbereich aber auch bei psychischen Krankheiten, der Sucht oder Demenz.

8.3 Finanzierung der Patientencoachs

Für die Frage der Rentabilität wird hier darauf verzichtet, Rentabilitätskalkulationen auf Basis einzelner Einsatzbereiche und Diseases vorzunehmen, zum einen, weil belastbares Zahlenmaterial für einzelne Diseases auch den Autoren nicht oder nicht in erforderlichem Umfang vorliegt, zum anderen weil ab einer gewissen Morbiditätsrate die Wirkungen des Patientencoachs auf den Krankheitsverlauf bei einer Vielzahl einzelner Diseases vergleichbar sein werden. Vorliegend nutzen wir für die Frage der Rentabilität die vom statistischen Bundesamt nach Altersstufen gruppierten Behandlungskosten.

8.3.1 Sektoren nach Krankenklassen und Altersstufen der Bevölkerung

Ebenfalls aus den Daten des statistischen Bundesamtes lassen sich Krankheitsklassen bestimmen, in denen der Einsatz der Patientencoachs sich als besonders hilfreich erweisen würde. Aus der Tabelle 6 geht bereits hervor, dass der bei weitem überwiegende Teil der Krankheitskosten bei Mitbürgern ab 65 Jahren anfällt. Unabhängig von der Frage, warum es zu dieser Häufung kommt und inwieweit durch Patientencoachs hier Abhilfe geschaffen werden kann, kann festgestellt werden, dass die Gruppe der über 65-jährigen Mitbürger als Zielgruppe geeignet ist und auch aus anderen Gründen verstärkt der Hilfe, Zuwendung und Orientierung bedarf.

Tab. 6   Krankheitskosten nach Altersstufe; Quelle: DeStatIS, 2006

Kosten 2004 nach Alter in EUR je Einwohner der jeweiligen Altersgruppe				
Insgesamt	Davon im Alter von:			
	unter 15	15–65	65–85	85 u. mehr
2.730,-	1.110,-	1.980,-	5.950,-	14.750,-

Dies bedeutet, dass bei einer Konzentration des Einsatzes von Patientencoachs auf ältere Mitmenschen ab 65 Jahren erhebliche Einsparungen möglich sein sollten. Nach den aktuellen Daten des Statistischen Bundesamtes sind in der Bundesrepublik Deutschland etwa 3,3 Mio. Einwohner ab 85 Jahre alt und etwa 12 Mio. Mitbürger im Alter zwischen 65 und 85 Jahren.

In Bezug auf die Krankheitsbilder kommen insbesondere Menschen mit Erkrankungen des Herz-/Kreislaufsystems, des Muskel und Skelettsystems, und psychiatrischer Krankheiten in Betracht.

Diese Eingrenzung der Zielgruppe bedeutet jedoch nicht, dass nicht auch in anderen Zielgruppen der Einsatz von Patientencoachs hilfreich sein kann. Eine entsprechende Zuordnung könnte nach Kriterien wie Komplexität der Erkrankung/Behandlung, zu erwartende Behandlungskosten und ebenfalls Tendenz zur frühzeitigen Chronifizierung erfolgen.

Krankheiten des Herz-/Kreislaufsystems stellen in der Gruppe der über 65-Jährigen, wie auch bei den über 85-Jährigen exakt ein Viertel der Ge-

Tab. 7   Kosten nach Krankenklassen, sortiert nach Kosten 65–85-Jährige; Quelle: DeStatIS, 2006

Kosten 2004 nach Krankheitsklassen und Alter in EUR je Einwohner der jeweiligen Altersgruppe				
Gegenstand der Nachweisung:	Insgesamt	Davon im Alter von:		
		15–65	65–85	Ab 85
Krankheiten insgesamt	2.730	1.980	5.950	14.750
Kreislaufsystem	430	190	1.430	3.690
Muskel-Skelett-System	300	240	690	1.050
Verdauungssystem	400	410	630	600
Neubildungen (Tumore)	210	140	620	860
Psychiatrische Krankheiten	280	210	450	2.720
Endokrine, Ernährungs- u. Stoffwechselkrankheiten	140	100	400	450
Nervensystem	120	80	290	730
Verletzungen u. Vergiftungen	130	90	270	940
Symptome u. klinische abnorme Befunde a. n. k.	130	50	240	2.330
Atmungssystem	140	100	230	370

sundheitskosten. Sie werden bei der Gruppe der über 65-Jährigen gefolgt von Krankheiten des Muskel-Skelettsystems, bei den über 85-Jährigen von den psychiatrischen Krankheiten mit 18 % der jeweils altersspezifischen Krankheitskosten. Die drei aufwendigsten Krankheitsklassen machen zusammengenommen 46 % der Kosten bei den über 65-jährigen Mitbürgern aus, bei den über 85-Jährigen 50 % (s. Tab. 7).

Die Einführung von Patientencoachs wird den Markt bedeutend zugunsten der Patienten verändern. Die klassische Verteilung des Marktes von Leistungserbringern und Kostenträgern, in deren wirtschaftlichem Interesse der Patient nicht an primärer Stelle steht, kann nur aufrechterhalten werden, wenn die Patienten weiterhin aus fehlender Kenntnis und Motivation heraus nicht als mündige, Leistungen selektierende Kunden auftreten und ökonomisch rational handeln. Der Gesundheitscoach tritt an, den Patienten dazu zu befähigen, eben dieses rationale Konsumentenverhalten zu erlernen und anzuwenden. Überdies soll der Patient weg von der Rolle des Erleiders einer Erkrankung hin zur Rolle eines Managers/aktiven Überwinders seiner Krankheit gebracht werden.

Das verstärkte Einnehmen dieser Managerrolle wird in der aktuellen Literatur unter dem Begriff „Patienten-Empowerment" gefordert. Empowerment im Sinne einer positiven Entwicklung der Patienten ist jedoch nur möglich, wenn beim Patienten die notwendigen Voraussetzungen in Form von ausreichendem Wissen über die Krankheit, daraus folgender Einsicht in die Notwendigkeit von persönlichen Konsequenzen, Vertrauen in die Umsetzbarkeit der nötigen Schritte und Vertrauen auf die professionelle Begleitung dieser Umsetzung geschaffen werden. Ohne diese Voraussetzungen (Wissen, Wollen und Umsetzung) sind letztlich auch alle Versuche einer Stärkung der Prävention in ihrer Wirkung beschränkt. Gerade in den besonders kostenträchtigen Gebieten Herz-/Kreislauferkrankungen, Muskel- und Skeletterkrankungen, wie auch in der Altenpflege würde eine Stärkung der Prävention enorme Kostensummen einsparen helfen.

Erst das selektive Verhalten und die daran geknüpften Wettbewerbsvorteile von Leistungserbringern werden den Markt des Gesundheitswesens wieder von einem Verkäufermarkt zu einem Käufermarkt verwandeln, in dem der Patient die Parameter der Leistungserbringung bestimmt und nicht der Leistungsanbieter. Erst dann sind Qualitätsvorteile einzelner Leistungserbringer wieder unmittelbar für den wirtschaftlichen Erfolg ausschlaggebend.

Die volkswirtschaftlichen Folgen dieser Veränderung im Einzelnen darzulegen, würde den Umfang dieses Kapitels erheblich sprengen. Dennoch sollen im Folgenden Überlegungen angestellt werden, wie in etwa die Parameter aussehen würden.

8.3.2 Einspareffekte am Beispiel der Krankheitskosten pro Einwohner

8.3.2.1 Anfallende Bruttolohnkosten

Basis unserer Schätzung sind die in Kapitel 5.5, Tabelle 2 angegebenen Kosten pro Einwohner 2004 des Statistischen Bundesamtes. Es handelt sich dabei um die neuesten verfügbaren Zahlen und sie ermöglichen eine grobe Zuordnung von Kosten zu Verursachungsbereichen.

Um eine Zielgruppe zu definieren, die eine ähnlich hohe Morbiditätsrate wie die voraussichtlichen Nutzer der Gesundheitscoachs ausweist, haben wir die Gruppe der über 85-Jährigen als „Referenzgruppe" ausgewählt.

Anhand dieser Gruppe wäre zu untersuchen, ob die Einführung von Patientencoachs für eine solche Gruppe sich für das Gesundheitssystem bereits aus den Einspareffekten „lohnen" würde, ob weitere volkswirtschaftliche Refinanzierungseffekte erst die Rentabilität der Gesundheitscoachs ermöglichen oder ob auch unter Einbeziehung der Refinanzierungseffekte das System „Gesundheitscoach" unrentabel sein würde.

Im Jahr 2004 waren – ebenfalls aus Statistiken des Statistischen Bundesamtes ersichtlich – 3,3 Mio. Einwohner der Bundesrepublik Deutschland

über 85 Jahre alt. Auf jeden von ihnen entfielen 2004 im Schnitt 14.750 €
Krankheitskosten. Da auch in dieser Zielgruppe der tatsächliche Anfall von
Krankheitskosten natürlich ungleich verteilt war, kalkulieren wir, dass tat-
sächlicher Verursacher von Kosten und zugleich Empfänger von Dienstleistungen des Patientencoachs jeder dritte Teilnehmer dieser Gruppe ist bzw.
sein soll, sodass etwa 1.1 Mio. Bürger von Gesundheitscoachs versorgt werden müssten. Die tatsächliche Zahl wäre vermutlich höher, da zusätzlich
zu dieser Gruppe Einwohner aus den jüngeren Patientenkreisen hinzuzu-
rechnen wären.

Für die Frage des Stellenschlüssels, also der Frage, wie viele Patienten
ein Gesundheitscoach gleichzeitig versorgen kann, sind folgende Überlegungen maßgeblich: Legt man für die Arbeit eines Gesundheitscoachs die
40-Stunden-Woche zugrunde und soll der Coach seinen Patienten in einer
Frequenz von 14 Tagen jeweils eine Stunde widmen können (Besuche, Te-
lefonate, Organisatorisches), so scheint ein Stellenschlüssel von 80 Patienten pro Coach angemessen. Auf dieser Basis müssten für 1,1 Mio. Patienten
13.750 Coachs beschäftigt werden.

Rechnet man für diese Patientencoachs ein Bruttojahresgehalt von
25.000 €, so fallen Lohnkosten in Höhe von 343,75 Mio. € an. Zusätzlich
wären Arbeitgeberzuschüsse und Arbeitsplatzkosten anzurechnen, die wegen der unterschiedlichen Methoden der organisatorischen Einbindung
von Patientencoachs hier nicht weiter berücksichtigt werden.

8.3.2.2 Kosteneinsparungen

Zu klären ist nun, wie hoch die Einspareffekte eines Patientencoachs gemessen an den Krankheitskosten sein könnten. Dabei sind, abhängig von
Patient und Krankheit, zwischen 1 % und 5 % der Krankheitskosten möglich, berücksichtigt man insbesondere den Vorsorgeeffekt, die Einsparungen durch effizientere Inanspruchnahme von Leistungen sowie Verbes-
serungen in Organisation und Ablauf der Behandlungen. Kalkuliert man
für Krankheiten der Gruppe Herz/Kreislauf einen Effekt von 2 % Erspar-
nissen der jährlichen Krankheitskosten, so werden durch die Gesundheitscoachs bereits 365,31 Mio. € eingespart, sodass die Personalkosten bereits
gedeckt wären. Von diesen Personalkosten würden zudem etwa 171 Mio. €
über Einkommensteuer, Sozialabgaben und Verbrauchssteuern direkt in
die öffentlichen Kassen zurückfließen.

8.3.2.3 Refinanzierungseffekte

Zusätzlich sind mittelbare Einsparungen und Effekte zu berücksichtigen.
Wenn bis zu 30 % der neu geschaffenen Arbeitsplätze durch Kräfte besetzt
werden können, die sich in Erwerbslosigkeit befinden, können entspre-

chende Aufwendungen der Sozialkassen eingespart werden. Somit wäre für die öffentlichen Kassen nicht nur der Rückfluss von 171 Mio. € Steuern und Abgaben, sondern diese Ersparnis ebenfalls als positiver Effekt zu kalkulieren.

Durch diese Mitarbeiter wird eine neue Wertschöpfung erreicht, indem das neu verdiente Gehalt direkt durch Konsum oder indirekt über Abgaben und Staatsausgaben, in den Wirtschaftskreislauf eingebracht wird. Dieses Kapital schafft durch den Konsum zusätzliche Investitionen, da ja weitere neue Arbeitsplätze geschaffen und in weitere Maschinen und Büroräume investiert wird, die wiederum andere Branchen stärken. Der Effekt neuer Arbeitsplätze vervielfacht sich also über den Wirtschaftskreislauf. Als Richtwert für diese Vervielfachung kann angenommen werden, dass jeder neu für Konsum verausgabte € weitere 1,50 € als Folgeeffekte generiert. Auf dieser Basis würden durch die Bruttojahresentgelte der neuen Patientencoachs weitere 283,59 Mio. € Kapital zusätzlich im Wirtschaftskreislauf generiert, die wiederum der Besteuerung unterfallen würden. Diese indirekten Effekte nutzen zwar dem Gesundheitswesen nur mittelbar, kommen aber der Gesamtwirtschaft zugute.

8.3.2.4 Fazit

Unter Zugrundelegung aller hier genannten Annahmen würden also die Personalaufwendungen (mehr als) gedeckt und zusätzlichen Kosten (wie zum Beispiel Ausbildungsbildungskosten, Sach- und Investitionskosten für die Arbeitsplätze der Gesundheitscoachs) ein hoher volkswirtschaftlicher Mehrwert gegenüberstehen. Das Konzept des Patientencoachings ist damit ökonomisch höchst sinnvoll und entfaltet zusätzlich in der deutschen Gesundheitswirtschaft aktuell in ihrem Umfang noch nicht absehbare, positive Effekte.

Nicht quantifizierbar, aber in der Betrachtung als Erstes zu berücksichtigen sind die Vorteile für die erkrankten Bürger und Mitmenschen, denen die Bewältigung ihrer Probleme vereinfacht wird und denen in einer schwierigen Situation qualifizierte und persönliche Hilfe zuteil wird. Ebenso die Vorteile für die Angehörigen und Bezugspersonen, deren Zuwendung und Hilfe gesellschaftlich und ökonomisch unverzichtbar und hoch erwünscht ist und denen zurzeit bei der Wahrnehmung ihrer Aufgaben zu wenig Hilfestellungen gegeben werden.

Das Konzept des Patientencoachings sollte daher einer näheren Betrachtung unterworfen werden.

8.4 Diseasebezogenes Patientencoaching am Beispiel von Diabetes mellitus

Die Diagnose Diabetes mellitus markiert für jeden Patienten den Beginn eines chronischen Krankheitsverlaufs mit zum Teil großen persönlichen Belastungen. In steigender Zahl stehen in Deutschland Erblindung, Nierenversagen, Herzinfarkt, Amputation oder andere schwere Komplikationen am Ende solcher Leidenskarrieren.

Experten schätzen, dass derzeit etwa fünf Prozent der Bundesbürger Diabetiker sind (etwa vier Millionen Menschen). Die Zahl wird in den nächsten Jahren weiter ansteigen (s. Abb. 18). Diabetes mellitus ist eine der häufigsten chronischen Krankheiten, die in niedergelassenen Arztpraxen behandelt wird. Darüber hinaus kann von einer Dunkelziffer von etwa zwei Millionen nicht diagnostizierten Diabetikern ausgegangen werden. Sieben bis zehn Prozent der Betroffenen haben einen Typ 1-Diabetes. Fast 90 % haben einen Typ 2-Diabetes. Der Ausbruch des Typ 2-Diabetes wird insbesondere durch Übergewicht, Fehlernährung und Bewegungsmangel begünstigt. Im Rahmen des sogenannten metabolischen Syndroms tritt eine Störung des Zuckerstoffwechsels unter anderem zusammen mit Übergewicht, Bluthochdruck und Fettstoffwechselstörungen auf. Die Häufigkeit des metabolischen Syndroms wird in der erwachsenen Bevölkerung von Industrieländern auf 15–30 % geschätzt.

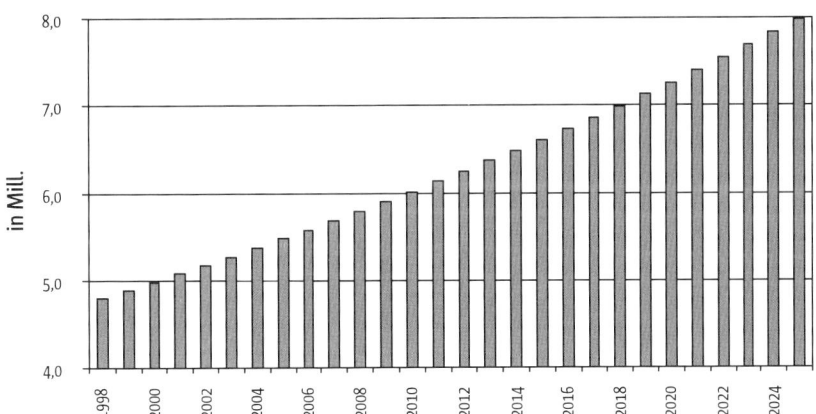

Abb. 18 Diabetes in Deutschland bis 2025; Quelle: nach Hochrechnungen des IDF [e-Atlas Diabetes 2004] „best case = Entwicklung von Europa"

Wie bei den meisten chronischen Erkrankungen spielt gerade auch beim Diabetes mellitus Typ 2 das „Empowerment" und die Compliance des Patienten eine entscheidende Rolle. Unter Patientenempowerment wird dabei insbesondere verstanden:

Patient/innen gewinnen Kontrolle über Entscheidungen und Aktivitäten,
die relevant für ihre Gesundheit sind.

Viele Patienten sind diesbezüglich allerdings überfordert und brauchen
Unterstützung. Hier setzt das Projekt Patientencoaching an. Mit der durch-
gängigen Begleitung des Diabetikers wird eine Optimierung des Schnitt-
stellenmanagements erreicht, das insbesondere bei Fortschreiten der Erkrankung mit den bekannten Folgeerkrankungen immer komplexer und
umfangreicher wird.

8.4.1 Früherkennung/Screening von Risikopatienten

Die Prävention ist speziell für die chronische Volkskrankheit Diabetes mellitus ein strategisch wichtiger Ansatzpunkt, um durch eine frühzeitige Diagnose bereits in einem früheren Krankheitsstadium mit einer qualitätsgesicherten Therapie beginnen zu können. Mit Hilfe der Prävention kann das
Empowerment der Versicherten, das heißt die Förderung der Eigenverantwortlichkeit im Umgang mit der Erkrankung beziehungsweise den diagnostizierten Risikofaktoren erheblich unterstützt und gestärkt werden. Darüber hinaus wird die Sekundär-/Tertiärprävention verstärkte Beachtung
finden. Denn: Eine frühzeitige Intervention in das Erkrankungsgeschehen
ermöglicht, vorhandene Ressourcen besser ausschöpfen zu können und die
Versorgungsqualität der chronisch Kranken nachhaltig zu verbessern.

Ein Patientencoaching kann gerade Risikopatienten dabei unterstützen.
Hilfe zur Selbsthilfe heißt dabei die Devise. Zu regelmäßigen diagnostischen
Maßnahmen wie Blutdruck- und Blutzuckermessungen, Labordiagnostik
oder Ultraschalluntersuchungen zur Messung der Intima-Media-Dicke werden Risikopatienten nur bereit sein, wenn sie patientengerecht den Nutzen
dieser Maßnahmen erläutert bekommen und bei der Wahrnehmung von
Früherkennungsprogrammen unterstützt werden. Die Ansätze eines Patientencoachings können dabei ganz verschieden sein. Neben Programmen
für Angehörige von Diabetikern machen Maßnahmen für Menschen mit
den klassischen Risikofaktoren wie Übergewicht, Bluthochdruck, Fettstoffwechselstörungen usw. Sinn.

8.4.2 Diabetiker-Schulung

Der Patientencoach kann außerdem die umfassenden Schulungsmaßnahmen von Diabetikern im Rahmen von integrierten Versorgungsmodellen
ideal begleiten und den Patienten bei der Umsetzung der Maßnahmen un-

terstützen. Die meisten etablierten Schulungen für Diabiker sind Gruppen-schulungen. Ein Patientencoaching hat u. a. die Aufgabe, für die individu-elle Umsetzung des Gelernten zu sorgen.

Die Schulungsmaßnahmen beinhalten dabei z. B.:

- *Ernährungsberatung*
- *Kochkurs für Diabetiker*
- *Spezielle Kurse für Übergewichtige*
- *Diabetikerschulungen*
  (mit und ohne Insulin, inkl. Hochdruckschulung)
- *Sport- und Bewegung*
- *Fußpflegerische Beratung*
- *Sozialberatung*

8.4.3 Beratung und Begleitung der Patienten und Angehörigen

Ziel des Patientencoachings bei Diabetikern ist also die individuelle Bera-tung und Begleitung des Patienten über den gesamten Krankheitsverlauf, um die Progression der Erkrankung zu verlangsamen und um Komplika-tionen und Folgeerkrankungen zu verhindern. In diesem Prozess spielen auch die Angehörigen des Patienten eine sehr wichtige Rolle. Die Bedeu-tung der Familie, der Ehepartner und Kinder, wird in der etablierten Regel-versorgung nicht adäquat berücksichtigt. In neuen Versorgungsformen mit einem gezielten Pateintencoaching können diese für den Lebensstil des Patienten entscheidenden Faktoren für eine bessere Compliance und ein umfassendes Empowerment genutzt werden.

8.4.4 Schnittstellenmanagement und Rolle des Patientencoachings

Die komplexe Versorgung von chronisch Kranken wie Diabetiker spiegelt sich natürlich auch in den zahlreichen Schnittstellen:

- Hausarzt-Facharzt,
- ambulant-stationär,
- Begleiterkrankungen und
- komplementäre Leistungsbedarfe wie Orthopädie-Schuhmacher,

sind einige Beispiele für die Vielfältigkeit der Schnittstellen. In integrierten Versorgungsmodellen wird dabei das Schnittstellenmanagement optima-lerweise über den Einsatz einer gemeinsamen elektronischen Patientenakte unterstützt. Regelmäßige Fallkonferenzen können diesen Prozess unterstützen. Der Patientencoach spielt dabei eine entscheidende Rolle.

8.5 Der Patientencoach im Einsatz in der Integrierten Versorgung in einem populationsbezogenen Verbundmodell

Der Patientencoach spielt in einem innovativen Versorgungsmodell der Integrierten Versorgung eine herausragende Rolle. Gerade hier kann er seine ökonomische Funktion und seine organisatorische Wirkung voll entfalten. Er kann jedoch nicht im luftleeren Raum handeln, sondern benötigt eine vorhandene Struktur und ein definiertes Prozessmanagement, um effektiv angebunden zu werden. Daher soll in der Einführung kurz das als Beispiel verwendete, populationsbezogene Versorgungsmodell des Patient-Partner Verbundes erklärt werden.

8.5.1 Die Grundzüge des Patient-Partner Verbundes

Der Patient-Partner Verbund, der seit 2001 Versorgungsleistungen anbietet, besteht aus den in Vereinen organisierten Komponenten:

- Ärzte-Verbund mit derzeit 250 Fach- und Hausärzten,
- Versorgungsverbund mit Apotheken,
- Organisations-Verbund mit Arzthelferinnen und geplanten Sozialarbeitern
- ein geplanter Pflege-Verbund mit derzeit 20 Pflegediensten und
- ein geplanter Verbund der komplementären Partner mit derzeit 6 Physiotherapeuten.

Dieses Verbundmodell wird durch die seit 1998 bestehende GMZ GmbH organisiert und verwaltet. Sie schließt für dieses Verbundsystem Verträge mit Krankenkassen und anderen Partnern ab und sorgt für die Kommunikation, die Information, die reibungslose Verbundverwaltung, die IT-Anbindung und die Honorarverteilung.

Die GMZ GmbH organisiert auch den Patient-Partner Club, die Interessenvertretung und Gemeinschaft der Patienten, der mit dem Patient-Partner Verbund oder anderen Verbundsystemen kommuniziert und kooperiert.

Für Einzelheiten sei auf die Internetseiten www.patient-partner.de verwiesen. Näheres finden Sie auch im Buch „Leuchtturmprojekte in der Integrierten Versorgung und bei Medizinischen Versorgungszentren" erschienen in der BMC Schriftenreihe in der Medizinisch Wissenschaftlichen Verlagsgesellschaft OHG (ISBN 10: 3-909069-205).

8.5.2 Warum braucht ein Verbundsystem einen Patientencoach

Ein Verbundsystem der Integrierten Versorgung wie der Patient-Partner Verbund ist ein sehr komplexes Unternehmen mit einer Vielzahl von medizinischen Angeboten, vielen Leistungserbringern, diversen Qualitätsmaßnahmen, Möglichkeiten zur Meinungsäußerung und Teilnahmeangeboten für Patienten.

Allein das Angebotsbeispiel der elektronischen Gesundheitsakte, in welcher der Patient Informationen über sich findet und eigene Aufzeichnungen hinterlegt, benötigt eine eigene Aufklärung des Patienten, die von den Ärzten nicht mehr geleistet werden kann. Des Weiteren werden immer neue Angebote entwickelt, Prozesse neu eingeführt oder verändert und differenzierte Leistungsmodelle zur freien Wahl den Patienten zur Verfügung gestellt.

Wenn die selbstbestimmende Rolle des Patienten als konstruktiver und ausgebildeter Teilnehmer mit eigener Vertretungs- und Handlungskompetenz sinnvoll wahrgenommen werden soll, benötigt er hierfür Anleitung und Hilfe. Ansonsten wird er mit seinem Halbwissen und seiner Teilinformation niemals ein kompetenter Nutzer eines solchen umfassenden Verbundsystems werden. Auch welchen Vertrag er in der Versorgung wahrnehmen soll, welche Möglichkeiten diese neue Versorgungsform für ihn erschließt, muss ihm persönlich dargelegt werden. Hinzu kommen alle weiteren Aufgaben des Coachs, die schon ausführlich beschrieben wurden.

8.5.3 Mögliche Eingliederungen des Patientencoachs in das Verbundsystem

In einem so großen Verbundsystem bieten sich viele Möglichkeiten zur Eingliederung eines Patientencoachs. Oftmals werden nur die Aufgabengebiete und die Grundlagen für die Eingliederung dargestellt.

In den nächsten Kapiteln sollen die Aspekte von der Mikro- bis zur Makroebene demonstriert werden.

8.5.4 Strukturelle Aspekte

Jede einzelne Struktur im Patient-Partner Verbund bietet Einsatzmöglichkeiten, die unterschiedliche Aufgabengebiete umfassen. Je mehr diese Aufgabengebiete zusammenfassbar sind, desto höher wieder die Eingliederung in der strukturellen Ebene.

8.5.4.1 Die erste Ebene (Mikroebene)

Hier befinden sich die Arztpraxen, Kliniken, Pflegedienste und REHA-Zentren. In dieser Ebene können weitergebildete Arzthelferinnen, speziell ausgebildetes Pflegepersonal oder Angestellte ein begrenztes Coaching bieten. In diesem punktuellen Coachingangebot wird vom jeweiligen Spektrum des einzelnen Leistungserbringers ausgegangen. Am Beispiel einer Arztpraxis kann dieses punktuelle Coaching mit Partnern sehr gut dargestellt werden. Der Patient kehrt hierbei immer wieder zum Coach in der Arztpraxis zurück und befindet sich im individuellen Verbundsystem dieser einen Praxis. Dieses System wird schon immer durch den Arzt beziehungsweise seine Helferin optimal dargestellt und ist sicher keine hinreichende Neuerung. In der grafischen Darstellung (s. Abb. 19) können noch Versorgungsämter, REHA-Zentren, Sanitätshäuser und weitere Kontaktstellen für den Patienten hinzugefügt werden, die der Coach in der Praxis mit relativ wenig Aufwand darstellen kann.

Dieses System funktioniert jedoch nur solange, wie sich der Patient in diesem praxisindividuellen Netz bewegt. Sobald er dieses verlässt, wie dies beispielsweise durch Facharzt-Weiterüberweisungen oder durch Kliniken mit poststationärem Management geschehen kann, ist sein Coach in der

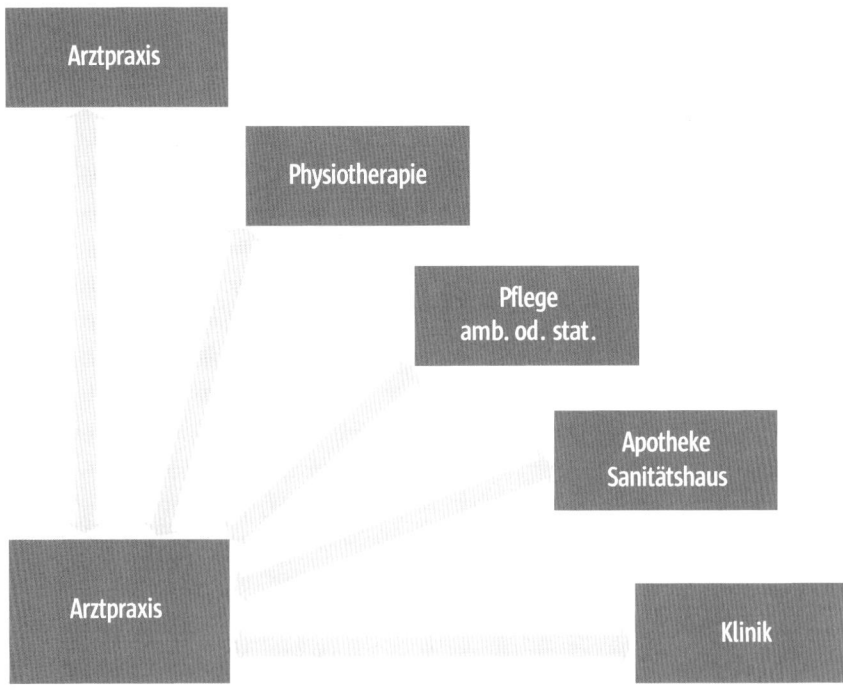

Abb. 19 Der Coach in der Arztpraxis (Mikroebene)

Praxis nicht mehr voll informiert. Die Verantwortung der komplexen Informationsübertragung verbleibt meist beim einzelnen Patienten. Trägt dieser nun jede Information zum Coach in der Arztpraxis, kommt es dort zur Leistungsausweitung. Eine Überforderung der Praxisstruktur kann auftreten.

8.5.4.2 Die zweite Ebene (Fachebene)

In der zweiten Ebene befindet sich der Coach im Organisationsbereich eines Fach-Verbundes. Der Coach arbeitet sozusagen mit einer Profession zusammen. Dies können die Ärzte sein, aber auch Pflegedienste oder ähnliche horizontal zusammengeschlossene Berufsgruppen (s. Abb. 20).

So könnten sich mehrere Ärzte einen Coach anstellen, den sie mit Informationen über ihre Angebote und ihr Qualitätsmanagement in die Lage versetzen, ihre Patienten zu beraten. Je mehr Ärzte sich für ein gemeinsames Patientencoaching zusammenschließen, desto größer wird das zu vermittelnde Angebot.

Je nach Befugnis, die der einzelne Patient dem Coach erteilt, kann dieser mit den verschiedensten Arztpraxen zusammenarbeiten und deren Kooperationsnetze mitbenutzen. Informationen fließen aus den zusammenge-

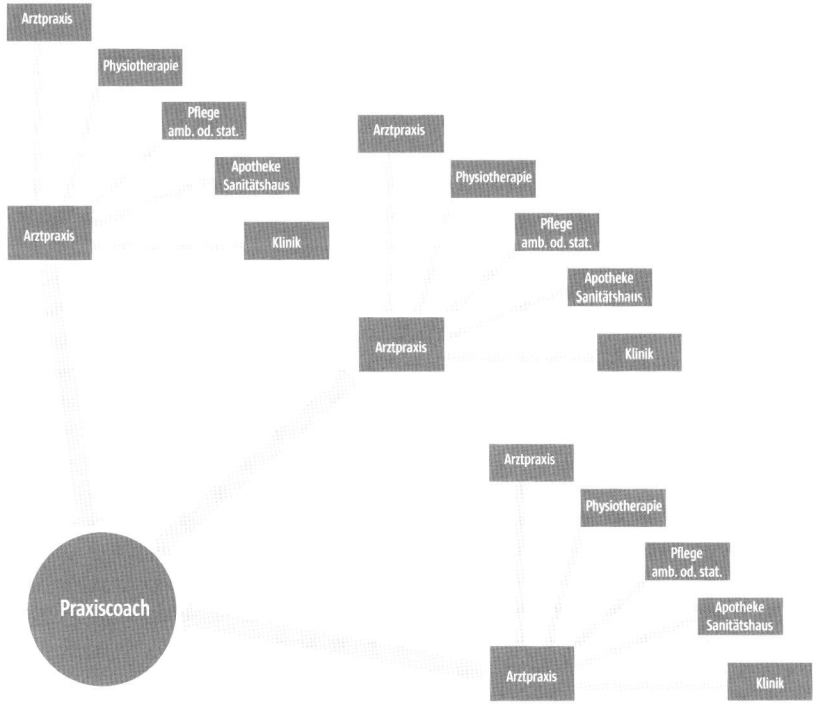

Abb. 20 Der Coach in der horizontalen Vernetzung (Fachebene)

schlossenen Arztpraxen in Richtung Coach und das Beratungsangebot nimmt im Vergleich zur ersten Ebene deutlich zu. Die Informationsvielfalt benötigt auf dieser Ebene schon mehr Coachingfähigkeiten, Informations- management und Ausbildung für die Aufgabe, als auf der Mikroebene.

Der Coach wird in diesem Fall ein eigenes praxisexternes Büro benöti- gen, das keiner Praxis angeschlossen ist. Nur so kann gewährleistet sein, dass nicht nur eine Praxis allein aus dieser Fachebene Vorteile ziehen kann. Er wird bereits ein eigenes persönliches Management benötigen und muss selbstständig tätig sein.

Beim Coach der Fachebene kann der Patient freier zwischen mehreren aber immer noch beschränkten Angeboten wählen. Einschränkende Fak- toren sind hierbei die Bindung an eine Berufgruppe und deren speziellen Angebote.

8.5.4.3 Die dritte Ebene (Makroebene)

Der Patientencoach als Managementkomponente

In unserem Beispiel besteht ein Managementunternehmen, die GMZ GmbH, welches mehrere Patientencoachs in einem überregionalen Ver- bundsystem mit verschiedensten Leistungserbringern anstellen kann. Auf dieser Ebene wird der Coach auch eine höhere ökonomische Wirkung ent- falten. Der Coach ist in ein komplexes System eingebunden, in dem der Informationstransfer organisiert ist.

Auch besteht hier eher die Möglichkeit als in den anderen Ebenen, Coachs mit unterschiedlichen Aufgabengebieten einzusetzen. So können Coachs für Erkrankungen, für organisatorische Zwecke (z. B. Callcenter) oder indi- viduell für Patienten mit spezifischen Problemen angeboten werden. Auch die Informationen über Vertragsangebote, die das gesamte Verbundsystem betreffen, können so unverfälscht und komplett vermittelt werden. Somit wird es bei einer derartigen Anbindung unterschiedliche Themencoachs oder Organisationscoachs geben.

Auf dieser Ebene ist ein Coach ohne Ausbildung nicht mehr denkbar. Er benötigt all die Instrumente und das globale Wissen, das in anderen Kapi- teln dieses Buches bereits dargestellt wurde. Er wird eigene Zugangsme- chanismen für Patienten benötigen. Eigene Arbeitsräume oder Beratungs- büros werden auf dieser Ebene kaum wegzudenken sein. In Abbildung 21 sind die Pfeile eigens umgekehrt dargestellt, da eine Informationsflut für den Coach zu bewältigen ist, die er für den Patienten aufbereiten und ver- ständlich darlegen muss.

Der einschränkende Faktor ist die zentrale Steuerungsmöglichkeit des Coachs durch das Management, wobei hier auch ökonomische Interessen Einfluss nehmen können. Ähnlich ist dies in großen Gesundheitsunter-

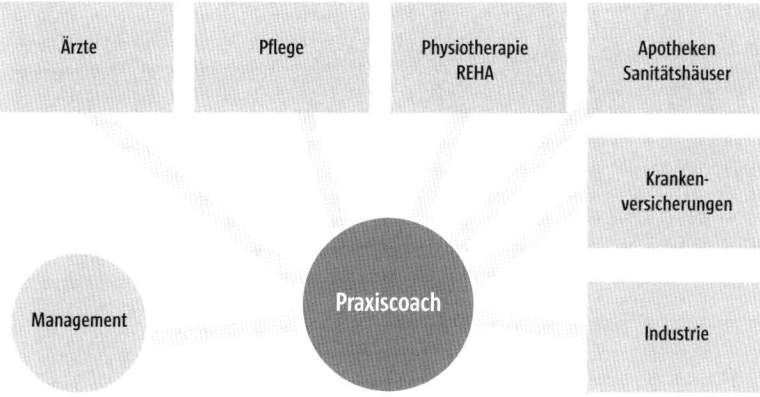

Abb. 21 Der Coach in einem fach- und sektorenübergreifenden Versorgungssystem (Makroebene)

nehmen wie multiprofessionell organisierte Medizinische Versorgungszentren oder Krankenhäuser zu sehen. Dennoch erscheint hier eine Anbindung sinnvoller und unabhängiger als bei Krankenkassen oder bei der Industrie, da globalere Interessen vertreten werden.

Bedeutung des Patientencoachs im Patientenclub

Eine ganz andere Situation findet man, wenn der Patientencoach in der Interessensvertretung der Patienten angesiedelt ist. In unserem Beispiel arbeitet er eng mit der Patient-Partner Clubführung zusammen. Er ist dennoch im gesamten Patient-Partner Verbund integriert und bezieht seine Informationen aus den Verbünden und dem Management der Verbünde. Außerdem kann er mit weiteren Managementgesellschaften oder Gesundheitsorganisationen zusammenarbeiten. Hinzu kommen prinzipiell alle auch nicht organisierten Dienstleister des Gesundheitswesens (s. Abb. 22).

Dies wäre die optimale Voraussetzung, um Informationstransfer und Autonomie des Patientencoachs zu gewährleisten. Auch hier ist es möglich, die unterschiedlichen Aufgabenbereiche einzelnen Coachs zu übertragen, aber auch der Coach mit umfassenderen Qualifikationen ist hier bestens aufgehoben.

Die Patienten würden über den Club Zugang zu ihrem persönlichen Coach finden oder einen Coach für ein spezielles Problem wählen können. Die hochqualifizierte Ausbildung muss hier die Selbstverständlichkeit darstellen.

Die einschränkenden Faktoren sind der fehlende Rückgriff auf ein Management, die massive Informationsflut und nicht zuletzt die Finanzierung, die entweder über Mitgliedsbeiträge oder über Selbstzahlerleistungen der Patienten dargestellt werden kann.

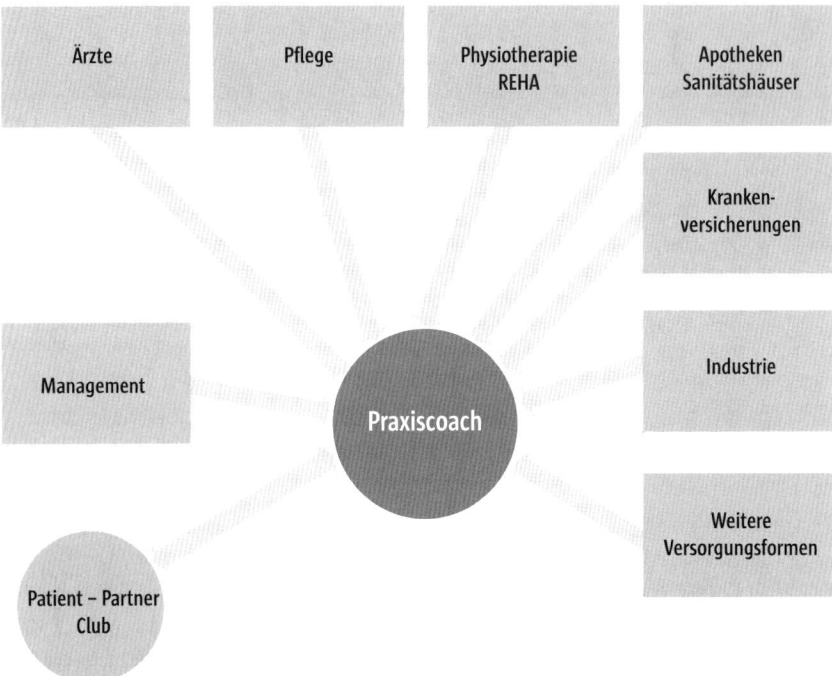

Abb. 22 Der Coach auf der Ebene der Patientenvertretung (Makroebene)

8.5.5 Informelle Grundlagen

Der Coach in einem Verbundsystem benötigt neben allgemeinen auch spezifische Informationen. Je nach der oben beschriebenen Strukturebene sind unterschiedliche Anforderungen an die Informationsbreite gegeben.

8.5.5.1 Allgemeine informelle Grundlagen

Die allgemeinen informellen Grundlagen über unser Gesundheitswesen und über den darin enthalten Formalismus muss allen Coachs zu eigen sein.

In der Mikroebene wird er hauptsächlich über die Informationen verfügen, die seine Leistungserbringerebene benötigt. So kennt er zum Beispiel die Situation der Arztpraxis, deren angewandte Formulare und die Verbindungen zum praxisspezifischen Netz.

In der Fachebene wird er, um beim Arztpraxisbeispiel zu bleiben, auch die fachübergreifende Situation kennen, die komplexeren Regularien über die Vorschriften und spezifischere Formulare und Prozesse. Er wird mehrere Kooperationspartner der Fachebene in sein Informationsmanagement mit einbeziehen.

In der Makroebene ist ein komplexes gesundheitspolitisches Verständnis, die Kenntnis der Gesamtvorschriften und aller Formulare notwendig, um seiner Aufgabe Herr zu werden.

8.5.5.2 Spezifische informelle Grundlagen

In der Mirkoebene kennt er das Qualitätsmanagement der Praxis, die Regeln, die sich die Praxis selbst gegeben hat und die Einflüsse auf diese Praxissituation. Er kennt sämtliche Kooperationspartner und hat hierzu gute Kontakte. Sein Wissen reicht auch in die spezifischen Prozesse der Kooperationspartner hinein. Das Angebotswissen ist meist auf das praxisspezifische Spektrum und das der Kooperationspartner beschränkt.

In der Fachebene multipliziert sich dieses Wissen je nach Anzahl der Leistungserbringer, die miteinander einen Coach beschäftigen. Das spezifische Wissen wird neutraler, da er mehr Informationen, mehr Angebote offerieren kann. Auch Unterschiede in den Prozessen können über den Coach dargestellt werden.

Die Makroebene bietet alle Details des spezifischen Angebotes. Dies ist ohne Datenbänke, ohne persönliche Datenhaltung nicht mehr möglich. Der Coach muss sich selbst managen und seine Informationen aktuell halten. Hierfür sind eigene Prozesse zu entwickeln.

8.5.6 Fazit

Prinzipiell sind alle Ebenen der strukturellen Anbindung und des Informationsspektrums in einem Gesundheitsverbundsystem möglich. Je nach Finanzierungsmöglichkeit und Struktur eines Verbundsystems sind die Einsatzmöglichkeiten variabel. Mischformen der drei dargestellten sind denkbar, werden dann aber für den Patienten intransparenter.

Die beste Form stellen jedoch die der Makroebene dar, die dem Patienten am meisten Sicherheit, umfassendes Wissen und größte Hilfe und Betreuung bieten kann.

Der Patientencoach wird ein Verbundsystem effektiver gestalten und für den Patienten die Transparenz bieten, um Vertrauen und Sicherheit entwickeln zu können. Gerade im Wettbewerb wird der Coach zu einem der wesentlichen Markenzeichen werden, mit dem Unterschiede und Qualität dargestellt werden können.

9 Die Ausbildung der Patientencoachs

9.1 Einführung

Das vorliegende Kapitel befasst sich mit Fragen der Ausbildung der Patientencoachs, die notwendig sein wird, damit diese die in sie gesetzten Erwartungen auch erfüllen können. Die dazu notwendigen fachlichen und persönlichen Kenntnisse, Fähigkeiten und Eigenschaften sollen anhand des Aufgabenprofils herausgearbeitet werden. Wesentlich mitbestimmt werden die konkreten Herausforderungen natürlich von den bereits zuvor erworbenen Erfahrungen und Kenntnisse, die potenzielle Bewerber bereits in den Ausbildungsgang mitbringen.

9.1.1 Die Herkunft der Patientencoachs

Für dieses Berufsbild erscheinen in erster Linie Mitarbeiter aus den Segmenten der Leistungserbringer und Kostenträger geeignet, deren Ausbildung ausreichend medizinische Aspekte und Patientenbezug beinhaltet. Dazu verweisen wir auf die entsprechenden Ausführungen im Kapitel 6.2 dieses Buches.

Der Stand der Kenntnisse, Erfahrungen und Fähigkeiten der angehenden Patientencoachs wird natürlich unterschiedlich ausgeprägt sein. Wesentlich bestimmend sind die fachliche Ausrichtung seiner bisherigen Ausbildung (medizinisch, kaufmännisch, verwaltungstechnisch) und seines Arbeitsplatzes (Arztpraxis, Krankenhaus, Altenpflege, aber auch Krankenversicherung oder Wohlfahrtsverband). Im Verlauf der Ausbildung ist es wichtig, dass alle möglichen Sparten von Leistungserbringern behandelt und angeeignete Besonderheiten und Interessenlagen von bisherigen Arbeitgebern soweit nötig korrigiert werden.

9.1.2 Ausbildung – Fortbildung

Das Konzept geht davon aus, dass die auszubildenden Patientencoachs auf einem Gebiet des Gesundheitswesens bereits Erfahrungen gesammelt haben. Gebiete in diesem Sinne sind Leistungserbringer des Gesundheitswesens, deren Leistungen durch das SGB V erfasst und die durch Kostenträger zur Leistungserbringung zugelassen werden. Neben Arztpraxen und Kliniken sind dies auch Apotheken sowie Leistungserbringer aus der Rehabilitation und Pflege und zugelassene Heilpraktiker. Mitarbeiter aus „benachbarten" Bereichen, bspw. der Sozialarbeit und Behindertenbetreuung sollten wegen ähnlicher Arbeitssituationen und ihrer Erfahrung im Umgang und der Betreuung mit Patienten ebenfalls zugelassen werden können. Mitarbeiter von Kostenträgern der Kranken-, Pflege-, und Unfallversicherung sollten zugelassen werden, sofern sie in einem längeren Zeitraum medizinisch-fachlich oder patientenorientiert tätig waren. Der Ausbildungsstoff erfordert aufgrund seines hohen Anteils an Theorie mindestens einen Abschluss der mittleren Reife. Eine Neuausbildung von fachfremden Mitarbeitern sollte vorerst nicht erfolgen, da erhebliche Nachteile durch fehlende Erfahrung nicht im Wege der Ausbildung kompensiert werden können und auch ausreichend vorerfahrenes Personal zur Verfügung stehen dürfte. Das Konzept ist somit ein solches der Fortbildung.

Schule: Mittlere Reife

Ausbildung: Anerkannte Ausbildung oder bestätigte Tätigkeit mit entsprechenden inhaltlichen Schwerpunkten.

9.1.3 Organisation

Für die Ausbildung sollten Ausbildungsträger auf Antrag zugelassen werden. Als Träger kommen bestehende Aus- und Fortbildungsträger im Gesundheitswesen, beispielsweise solche der Wohlfahrtsverbände in Betracht. Diese sollten einer Zulassung und inhaltlichen Kontrolle unterliegen. Da die Kostenträger als Träger des Morbiditätsrisikos auch die Kosten für den

Einsatz der Patientencoachs zu tragen haben, ist ihnen bei diesen Fragen ein Mitspracherecht einzuräumen, dem aber auch eine Kostentragungspflicht für ordnungsgemäß ausgebildete Patientencoachs entspricht.

Die Ausbildung erfolgt modulbezogen. Die Anwendung des theoretischen Wissens in der Praxis soll über den gesamten Ausbildungszeitraum durch Tätigkeiten und Praktika geübt und gefestigt werden. Hierbei ist insbesondere die Arbeit mit den Patienten wichtig, wozu neben Fallbesprechungen und Übungen auch Praktika erste Erfahrungen vermitteln sollen.

9.2 Anforderungsprofil der Patientencoachs

Das Anforderungsprofil der Patientencoachs kann aus seiner Tätigkeit, wie sie in Kapitel 4 beschrieben ist, abgeleitet werden. Kommunikation mit Patienten, Leistungserbringern und Kostenträgern, Organisation, Planung, Kontrolle von Abläufen sowie das Einwirken auf Patienten sind fortlaufende Tätigkeiten, für die die Gesundheitscoachs fachlich ausgebildet werden müssen und für die sie bestimmte Eigenschaften entwickeln müssen.

9.2.1 Eigenschaften

Patientencoachs müssen für die erfolgreiche Arbeit einige Charaktereigenschaften, wenigstens als „ausbaubare Anlage" besitzen. Diese Eigenschaften können durch die Ausbildung als solche zunächst nicht vermittelt werden. Lediglich durch Forderung der Auszubildenden in Praktika und im Unterricht kann hier eine Förderung vorgenommen werden.

9.2.1.1 Führungs- und Gestaltungswillen

Die Patientencoachs müssen den Willen zur aktiven Gestaltung von Behandlungsabläufen, auch gegen eventuelle Widerstande seitens der Patienten, haben. Sie müssen Freude an der aktiven Entwicklung und Förderung der Eigeninitiative und des umfassenden Empowerments ihrer Patienten haben. Dafür kommt es auch darauf an, dass die Patientencoachs die Patienten langfristig begleiten, um Rückkoppelungen über Erfolge und Misserfolge ihrer Arbeit zu erhalten und Erfahrungen machen zu können (s. Abb. 23).

9.2.1.2 Selbstorganisation und -motivation

Als selbstständige Dienstleister, aber auch als Motivatoren der Patienten müssen die Patientencoachs ein hohes Maß an Selbstmotivation besitzen. Zudem wird die Betreuung von bis zu 80 Patienten gleichzeitig ein hohes Maß an Organisation und Fähigkeiten zur Schwerpunktsetzung verlangen.

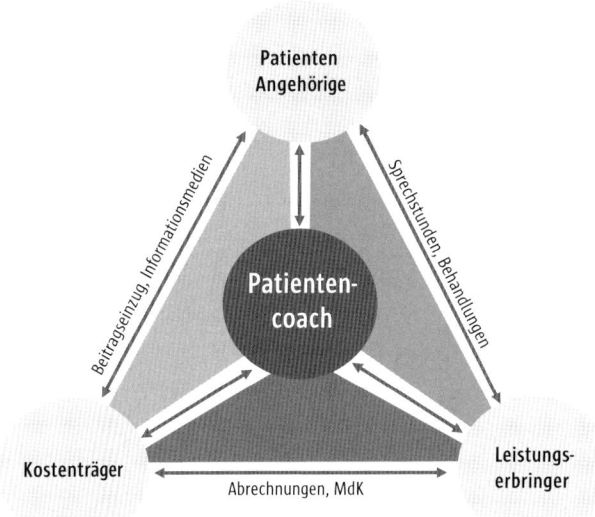

Abb. 23 Bisherige und neue Kommunikationsströme im System; Quelle: NEWSTAND gGmbH

9.2.1.3 Empathie

Die Patientencoachs müssen sich in die Situation ihrer Patienten hinein-versetzen können und Verständnis nicht nur in Bezug auf offensichtliche Motivationen, sondern auch für versteckte, teils auch den Patienten nicht bewusste Motive haben.

9.2.1.4 Kommunikation

Wichtig ist ebenfalls ein hohes Maß an kommunikativen Fähigkeiten, um sowohl in der Arbeit mit den Patienten, als auch mit Leistungserbringern und Kostenträgern Informationen austauschen zu können und Kontakt zu halten.

9.2.2 Ausbildungsinhalte

Studienziel der fachbezogenen Ausbildungsinhalte ist es, den Patienten-coachs eine Ausbildung zu vermitteln, auf deren Basis sie für den einzelnen Anwendungsfall zur selbstständigen weiteren fachlichen Recherche, Infor-mation, Kommunikation und Entscheidungsfindung befähigt sind. Das fachliche Niveau soll dazu ausreichen, die zielgerichtete Kommunikation mit Fachleuten aus Medizin, Recht (insbesondere Verwaltung) und Psycho-logie zu ermöglichen. Der Gesundheitscoach soll aber mit seinen Entschei-dungen die jeweiligen Mediziner oder Juristen nicht ersetzen.

Studienziel der nicht fachbezogenen Kenntnisse ist es, dass der Gesundheitscoach das Zusammenspiel des deutschen Gesundheitssystems und die in seiner jeweiligen Region befindlichen Leistungsanbieter mit ihren jeweiligen Interessenlagen kennt und versteht sowie Instrumente kennt und einsetzen kann, um aus den regional vorhandenen Leistungserbringern die für den Patienten optimalen auswählen zu können.

Die Ausbildungsinhalte rekrutieren sich aus dem Zusammenspiel von 5 Fachbereichen (Medizin, Psychologie, Rechtswissenschaften, Gesundheitswesen, Organisationswesen), deren Inhalte aufeinander bezogen und aufeinander aufbauend dargestellt werden sollen. Die folgenden Kurzdarstellungen sind also entsprechend als komplementär zu verstehen. Die Fachbereiche verstehen sich als Kernthemen, von denen keines gänzlich entfallen kann, ohne die Kompetenz des Gesundheitscoachs entscheidend zu schwächen.

9.2.2.1 Medizin

Die Ausbildung in diesem Fach befähigt den Patientencoach dazu, den fachlichen Dialog mit Leistungserbringern und Kostenträgern zu führen, sich (wo notwendig) erweiterte Kenntnisse anzueignen und die Patienten und Angehörigen über medizinische Aspekte der Krankheit aufzuklären und zu informieren. Der Coach soll genügend fachliches Wissen erhalten, um sich ein eigenes Bild von den medizinischen Aspekten seines Falles machen zu können und im Bedarfsfall medizinisch-fachliche Hilfe schnell und problemorientiert hinzuziehen zu können (s. Tab. 8).

9.2.2.2 Psychologie

Die Ausbildung in diesem Fach befähigt den Patientencoach dazu, im Umgang mit den Patienten und Angehörigen fundierte Einschätzungen über die Patienten und Angehörigen geben zu können, zielgerichtet und erfolgreich kommunizieren zu können und mit sinnvollen Methoden und Techniken des Coachings auf die Patienten und Angehörigen einwirken zu können. Psychologie als Kernfach ist nicht zu verwechseln mit den Informationen und Ausbildungen im Krankheitsbild psychiatrische Erkrankungen (s. Tab. 9).

9.2.2.3 Rechtswissenschaften

Die Ausbildung in diesem Fach befähigt den Patientencoach dazu, Patienten über den Bestand und die Wahrung ihrer Rechte und Pflichten auf den Gebieten des Zivil- und Öffentlichen Rechtes informieren zu können sowie selbst Einschätzungen in Bezug auf die Rechtmäßigkeit des Handelns von

Tab. 8   Ausbildungsinhalte des Patientencoachs im Bereich Medizin

Modulname	Ausbildungsinhalt	Ausbildungsziel
Medizin Grundlagen	Grundlegende Systematik der Medizin als Basis für spezielleres Fachwissen	Verständnis der Systematik um selbstständig Recherchen und Vertiefung der Kenntnisse herbeizuführen
Anatomie	Aufbau des Menschen	Ausreichende Grundlagen für das Verständnis in Pathologie und bestimmte Krankheitsformen
Physiologie	Funktionsweise, Systemik und Systematik der körperlichen Vorgänge soweit für Pathologie hilfreich	Ausreichende Grundlagen für das Verständnis in Pathologie und bestimmte Krankheitsformen
Terminologie	Korrekte medizinische Terminologie	Ausreichende Grundlagen für das Verständnis in Pathologie und bestimmte Krankheitsformen
Pathologie	Kenntnisse über Ursachen, Zusammenhänge, Diagnostik, Therapieformen und Methoden	Ausreichende Kenntnisse zur Arbeit mit Patienten und Leistungs- erbringern
Pharmakologie	Kenntnisse über Wirkungsweisen, Darreichungsformen und Risiken medikamentöser Therapien soweit für die Patienten hilfreich	Ausreichende Kenntnisse zur Arbeit mit Patienten
Bestimmte Krankheits- bilder und -formen	Kenntnisse über Ursachen, Zusammenhänge, Diagnostik, Therapieformen und Methoden von „Volkskrankheiten"	Vertiefte Kenntnisse im Sinne einer Schwerpunktbildung

Tab. 9   Ausbildungsinhalte des Patientencoachs im Bereich Psychologie

Psychologie	Grundlegende Systematik der Psychologie als Basis für spezielles Fachwissen	Verständnis der Systematik um selbstständig Recherchen und Vertiefung der Kenntnisse herbeizuführen
Kommunikation	Kenntnis von Theorien, Instrumenten und Methoden der Kommunikation	Ausreichende Kenntnisse zur Arbeit mit Patienten
Motivation	Kenntnis von Theorien, Instrumenten und Methoden der Motivation	Ausreichende Kenntnisse zur Arbeit mit Patienten
Führung/Coaching	Kenntnis von Theorien, Instrumenten und Methoden der Führung und Intervention als Coach	Ausreichende Kenntnisse zur Arbeit mit Patienten
Umgang mit schwierigen Personenkreisen	Spezielle Kenntnisse zum Umgang mit Patienten aus den Themen- kreisen Sucht, Demenz, Psychiatrie, Obdachlosigkeit	Ausreichende Kenntnisse zur Arbeit mit Patienten

Verwaltung und Leistungserbringern durchführen zu können. Der Coach soll genügend fachliches Wissen erhalten, um sich ein eigenes Bild von den medizinischen Aspekten seines Falles machen zu können und im Bedarfsfall medizinisch- fachliche Hilfe schnell und problemorientiert hinzuziehen zu können (s. Tab. 10).

Tab. 10   Ausbildungsinhalte des Patientencoachs im Bereich Rechtswissenschaften

Rechtswissenschaften	Systematik (Gesetze, Auslegung, Urteile)	Verständnis der Systematik um selbstständig Recherchen und Vertiefung der Kenntnisse herbeizuführen
Grundzüge des Vertragrechts	Geschäftsfähigkeit, Vormundschaft, Vertragsschluss, Mängelgewährleistung, Kündigung	Ausreichende Kenntnisse zur Arbeit mit Patienten
Grundzüge des Verwaltungsverfahrensrechtes	Verwaltungsakte, Verwaltungsorganisation Stufenaufbau und -aufsicht Kommunen, Länder, Bund	Ausreichende Kenntnisse zur Arbeit mit Patienten
Grundzüge des Sozialrechts	System und Gliederung des SGB	Ausreichende Kenntnisse zur Arbeit mit Patienten
Rechtsmittel und Gestaltungsmöglichkeiten	Rechtsbehelfe Rechtsmittel Klageverfahren	Ausreichende Kenntnisse zur Arbeit mit Patienten

9.2.2.4   Gesundheitswesen

Die Ausbildung in diesem Fach befähigt die Patientencoachs dazu, ihre Schnittstellenfunktion gegenüber Leistungserbringern, Kostenträgern und Patienten wahrzunehmen, die lokale Angebotsstruktur an Leistungserbringern einzuschätzen und alle hilfreichen Eigenschaften und Angebote des Gesundheitswesens für ihre Patienten nutzbar zu machen. Die Ausbildung im Gesundheitswesen stellt zusammen mit der medizinisch-fachlichen Ausbildung den Kernbereich des Patientencoachings dar (s. Tab. 11).

Tab. 11   Ausbildungsinhalte des Patientencoachs im Bereich Gesundheitswesen

Gesundheitswesen	Gesundheitssystem Solidarprinzip Selbstverwaltungsprinzip Subsidiaritätsprinzip Sozialstaatsprinzip	Ausreichende Kenntnisse zur Arbeit mit Patienten
Aufbau- und Ablauforganisation, Funktion des Gesundheitswesens	Hausärzte, Fachärzte, Kliniken, Rehabilitation, Heime, Pflege- und Wohnformen, Praxenformen, MVZ, Neue Versorgungsformen, Apotheken, Rettungswesen, Freie Wohlfahrtspflege, Arztnetze, Netzwerke allgemein	Ausreichende Kenntnisse zur Arbeit mit Patienten
Aufbau, Organisation und Aufgabenbereiche der gesetzlichen und kommunalen Kostenträger	Gesetzliche Krankenversicherung, Rentenversicherung, Pflegeversicherung, Unfallversicherung, Private Krankenversicherung	Ausreichende Kenntnisse zur Arbeit mit Patienten
Aufbau und Aufgaben von Institutionen der Kostenträger und der Selbstverwaltung	Kassenärztliche Vereinigungen, Kammern, MdK	Ausreichende Kenntnisse zur Arbeit mit Patienten
Finanzierungsströme und individuelle Interessen der Kostenträger	Honorierungssysteme (Punktsystem, DRG, Tagessätze, Pflegeminuten), IGeL, Sozialleistungen, Krankentagegeld, Eigenanteile	Ausreichende Kenntnisse zur Arbeit mit Patienten
IT- und Informationsflüsse	Dokumentation, E-Card, Arztbrief, Abrechnungssysteme	Ausreichende Kenntnisse zur Arbeit mit Patienten
Definition, Messung und Kontrolle qualitätsbildender Faktoren	Qualitätsberichte, Erstellen und Auswerten von Befragungen und Umfragen	Ausreichende Kenntnisse zur Arbeit mit Patienten
Gesundheitliche Dienstleistungen im Ausland (EU)	Alternative Behandlungsmöglichkeiten im Ausland, Vorteile, Nachteile und Vorgehensweisen	Ausreichende Kenntnisse zur Arbeit mit Patienten

9.2.2.5   Organisation & Selbstverständnis

Die Ausbildung in der Organisationslehre ermöglicht es den Patientencoachs, ihre Tätigkeit effizient und effektiv durchzuführen und möglichst viel Zeit für die direkte Arbeit mit den Patienten zu reservieren. Im Abschnitt Selbstverständnis werden ethische Grundlagen vermittelt, die für das Selbstverständnis der Gesundheitscoachs im Sinne einer neutralen, gemeinschafts- und patientenorientierten Arbeit notwendig sind. Dabei geht es beispielsweise darum, Betriebsblindheit bei der Anstellung, bei einem Kostenträger oder Leistungserbringer zu vermeiden (s. Tab. 12).

Tab. 12 Ausbildungsinhalte des Patientencoachs im Bereich Organisation

Organisationslehre	Zielsetzung und Zielerreichung, Definition von Kriterien, Ablauforganisation Prozesse Zeitmanagement Teamarbeit	Ausreichende Kenntnisse zur Arbeit mit Patienten
Selbständigkeit	Voraussetzungen und Grundlagen der Arbeit als Selbstständiger/Selbstständige, Rechnungswesen, Steuerrecht	Ausreichende Kenntnisse zur Arbeit mit Patienten
Ethik	Möglichkeiten und Vermeidung der Manipulation, Einsatz von Supervision, Erkennen und Vermeidung von Betriebsblindheit	Ausreichende Kenntnisse zur Arbeit mit Patienten

9.2.3 Weitere Fortbildung und Spezialisierung

Gerade Patientencoachs müssen sich in ihrer weiteren Tätigkeit ständig weiter fortbilden, um ihren Kenntnisstand in Bezug auf neue Therapie- und Versorgungsformen aktuell zu halten. Denkbar ist es auch, dass Fortbildungen eine Spezialisierung in bestimmten medizinischen Gebieten beinhalten, beispielsweise in Richtung psychiatrische Erkrankungen oder Sucht, um hier zusätzlich hilfreich wirken zu können.

9.2.4 Ausblick

Ziel der Ausbildung der Patientencoachs muss es sein, fachlich und von ihrem Motivations- und Erfahrungsstand her in der Lage zu sein, in unterschiedlichen Systemteilen des Gesundheitswesens ihre Tätigkeit als Angestellte auszuüben, sich ein umfassendes Bild vom Stand der Versorgung in ihrer Region zu verschaffen und entsprechend ihrer Überzeugungen auf Patienten und Leistungserbringer einwirken zu können.

Dabei muss es den Patientencoachs gelingen, sich durch ihr persönliches Auftreten und ihre fachlichen Kenntnisse gegenüber den Leistungserbringern und Kostenträgern nicht als Kontrolleure, sondern als kompetente und hilfreiche Schnittstellen zu Patienten und Angehörigen zu etablieren. Durch ihren Einfluss auf die Patienten haben Patientencoachs eine bedeutende Funktion als Zuweiser und werden dort, wo sie etablierte Vorgehensweisen verbessern wollen auch Anfeindungen ausgesetzt sein. Die Qualität ihrer Ausbildung wird auch dort darüber entscheiden, ob sie sich, wo nötig, gegen diese durchsetzen können.

10 Qualitätssicherung und Akkreditierung

10.1 Patientencoaching braucht Qualitätsmanagement

Das Gesundheitswesen und insbesondere die diagnostischen und therapeutischen Leistungen unterliegen einer starken Veränderungsdynamik. Dabei nehmen Kompliziertheit und Komplexität laufend zu. Die betroffenen Patienten können die Notwendigkeit, den Umfang und den Innovationsgrad von Behandlungsmethoden alleine nicht erfassen und schon gar nicht bewerten. Hierbei kommt dem Patientencoaching eine Schlüsselrolle zu. Um dieser Aufgabe gerecht zu werden mussen Gesundheits- und Patientencoachs ein hohes Maß an Qualitätsanforderungen in Ausbildung, Weiterbildung und Qualitätssicherung erfüllen.

Einführen von Prozessen

- *Definieren und fördern von Prozessen, die zur Patienten-/Kundenorientierung und zu einer verbesserten Leistung(-erbringung) führen.*

Managen von Prozessen:

■ *Ermitteln und nutzen von Prozessdaten und Informationen auf einer kontinuierlichen Basis.*

■ *Lenken des Fortschritts hin zu einer kontinuierlichen Verbesserung.*

■ *Regelmäßige Bewertung des Prozesses mittels Management.*

■ *Stabilisierung des Managementsystems mittels regelmäßiger Audits.*

Der Patientencoach wird gemäß seinem Aufgabenprofil insbesondere an der Prozessqualität gemessen werden. Er integriert alle „Mikroprozesse" (z. B. Hausarzt, Facharzt, Schulung, komplementäre Leistungserbringer) zugunsten des „Makroprozesses" (z. B. Versorgung des Typ-2-Diabetikers). Da sowohl diagnostische und therapeutische Leistungen als auch damit verbundene Patientenversorgungsprozesse einem ständigen Wandel unterliegen, hat ein Qualitätsmanagement im Patientencoaching eine außerordentlich hohe Bedeutung.

Im Folgenden wird exemplarisch eine Auswahl von unterschiedlichen Prozessen, die für das Patientencoaching relevant sind, gezeigt.

Führungs- und Managementprozesse

1. *Qualitätsmanagement*
   ■ *Qualitätspolitik*
   ■ *Qualitätsziele*
   ■ *Qualitätsplanung*

2. *Qualitätsmanagementsystem*

3. *Organisation*
   ■ *Aufbauorganisation*
   ■ *Personal- und Aufgabenzuordnung*

4. *Personalmanagement*
   ■ *Personalbedarfsermittlung*
   ■ *Einstellung neuer Mitarbeiter/innen*
   ■ *Einarbeitung neuer Mitarbeiter/innen*
   ■ *Dienst- und Urlaubsplanung*
   ■ *Fort- und Weiterbildung*

5. *Wissenschaftlicher Arbeitsbereich*
   - *Klinische Studien*
   - *Forschung und Lehre*
6. *Finanzmanagement*
7. *Einführung neuer Dienstleistungen*

Patientenbezogene Prozesse

1. *Patientenbetreuung*
   - *Terminplanung*
   - *Patientenaufnahme*
   - *Patientenanamnese*
   - *Diagnostik*
   - *Therapie*
   - *Patientenentlassung*
2. *Patientenbeschwerden*
3. *Betreuung der Patienten und Begleiter*

Unterstützende Prozesse

1. *Beschaffung*
   - *Beschaffung von Medikamenten*
   - *Beschaffung von medizinisch-technischen Geräten*
   - *Beschaffung von Dienstleistungen*
2. *Lenkung der Dokumente und Qualitätsaufzeichnungen*
   - *Lenkung von Dokumenten*
   - *Lenkung von Aufzeichnungen*
   - *Technische Aufzeichnungen*
3. *Praxiskoordination und Abrechnung*
   - *Abrechnung allgemein*
   - *Abrechnung speziell: Übersicht*
4. *Gerätesicherheit*
   - *Wartung medizinisch-technischer Geräte*
   - *Lenkung von Überwachungs- und Messmitteln*

5. *Information und Kommunikation*
   - *Interne und externe Informationsweitergabe*
6. *Infrastruktur und Arbeitsumgebung*
   - *Hygiene*

Verbesserungsprozesse

1. *Messung – Analyse – Verbesserung*
2. *Planung*
3. *Datenerhebung und -analyse*
   - *Kundenzufriedenheit*
   - *Mitarbeiterzufriedenheit*
   - *Interne Audits*
   - *Visitationen*
   - *Kennzahlen*
   - *Wareneingangsprüfung*
   - *Lieferantenbewertung*
   - *Stichproben*
   - *Hygieneüberprüfung*
   - *Funktionsprüfung*
4. *Verbesserung*
   - *Ständige Verbesserung*
   - *Korrekturmaßnahmen*
   - *Vorbeugemaßnahmen*

10.2 Curricula, Ausbildung und Prüfung

Gesundheits- und Patientencoaching ist eine neue Dienstleistung, die über Information, Beratung und Organisation die Versorgung der Bürger im Gesundheitssystem fachlich und ökonomisch verbessert. Der Bürger soll dabei in die Lage versetzt werden, sich in diesem komplexen System besser zurechtzufinden und es angemessen zu nutzen.

Um diesem Ziel gerecht zu werden hat die DGbG Anforderungen und Eckpunkte für die Entwicklung von Ausbildungs-Curricula entwickelt. Diese sollen helfen, die auszubildenden Choachs kundig zu machen und ihre

Arbeit umfassend, sach- und fachkundig, patientenorientiert und systembezogen durchzuführen.

10.2.1 Grundsätzliches zur Curricula-Entwicklung

Ziel einer Curriculum-Entwicklung ist es, optimale Rahmenbedingungen für den Lernprozess der Auszubildenden zu schaffen. Die Curricula-Entwicklung soll:

1. ausreichende Transparenz für die *Auszubildenden* schaffen. Dies im Hinblick auf das, was die Coaching-Ausbildung bietet bzw. welche Leistungen die Auszubildenden erwarten können bzw. welche Leistungen von den Auszubildenden erwartet werden. Nur so können die Auszubildenden ihr Studium sinnvoll planen.
2. eine valide Grundlage für die *Verantwortlichen eines Curriculums* im Hinblick auf die Planung, Koordination und Evaluation des Ausbildungsgangs schaffen.

Das Curriculum ist somit ein zielorientiertes und kohärentes Programm für die Aus-, bzw. Weiterbildung des Coachs bzw. des Coachings.

Das Curriculum für Gesundheits- und Patientencoaching sollte folgende Elemente enthalten:

1. Ausbildungsziele
2. Ausbildungsinhalte
3. Studienaufbau
4. Ausbildungsformen
5. Prüfungen
6. Information und Beratung
7. Qualitätssicherung
8. Personal, Infrastruktur und Finanzen
9. Organisation und Kooperationen

Ausgangspunkt für die Curriculum-Entwicklung sind die Ausbildungsziele. Auf diesen baut die gesamte Planung auf. Anschließend sollten für jedes Curriculum die Ausbildungsinhalte, der Studienaufbau, die Ausbildungsformen sowie die Prüfungen festgelegt werden. Darüber hinaus muss Klarheit betreffend Information und Beratung der Auszubildenden sowie über die Maßnahmen zur Qualitätssicherung bestehen. Schließlich müssen personelle, finanzielle und organisatorische Maßnahmen getroffen werden.

10.2.2 Inhalt der Curriculum-Entwicklung

Ausbildungsziele

Was sind Ausbildungsziele?

Ausbildungsziele beschreiben die Fähigkeiten und Kenntnisse, welche sich Auszubildende mit einem Ausbildungsgang bzw. einem Ausbildungsabschluss erwerben. Ausbildungsziele orientieren und definieren sich am Lernprozess der Auszubildenden.

Funktion

- Ausbildungsziele schaffen die notwendige Transparenz für die Auszubildenden betreffend dem, was ein Ausbildungsgang für sie bietet bzw. was sie von einem Ausbildungsabschluss erwarten können.
- Ausbildungsziele bilden die Grundlage für eine zielgerichtete und kohärente Planung eines Curriculums.
- Ausbildungsziele sind Grundlage zur Gestaltung von Prüfungen.
- Ebenso wichtig wie die Formulierung von Zielen auf dem Papier ist der damit verbundene Diskussionsprozess innerhalb von der DGbG. Eine Diskussion bringt implizite Ziel- und Wertvorstellungen zum Vorschein.
- Ausbildungsziele bilden die Grundlage für die Evaluation.

Inhalt

- Ausbildungsziele beschreiben Fähigkeiten und Kenntnisse der Auszubildenden, nicht die Tätigkeit der Dozierenden. Ziel der Ausbildung ist nicht die Tätigkeit des Dozierens, sondern der Lernfortschritt der Auszubildenden.
- Ausbildungsziele sollten klar und genügend detailliert formuliert sein (zu empfehlen: 2–3 Seiten).
- Ausbildungsziele sollten nicht nur eine Beschreibung bezüglich des Fachwissens, sondern auch bezüglich methodischer und sozialer Kompetenzen und Fähigkeiten beinhalten.
- In den Ausbildungszielen sollte erklärt werden, für welche späteren Tätigkeiten ein Ausbildungsgang vorbereitet.

Zu berücksichtigen

- Bei der Festlegung der Ausbildungsziele sind die Anforderungen des Bereiches, die Bedürfnisse der Auszubildenden, sowie die Bedürfnisse der Gesellschaft und des Arbeitsmarktes zu berücksichtigen.

Kommunikation

- Die Ausbildungsziele sollten z. B. in Studienführern, Ausbildungskonzepte, Wegleitungen, kommentierten Veranstaltungsverzeichnissen oder Studienordnungen den Auszubildenden kommuniziert werden.
- Die Ausbildungsziele sollten den Auszubildenden zu Beginn des Studiums mündlich dargelegt und erläutert werden.

Ausbildungsinhalte

Ausbildungsinhalte beschreiben den fachlichen und methodischen Inhalt bzw. das Angebot eines Ausbildungsgangs.

Funktion

- Eine grobe Beschreibung der Ausbildungsinhalte gibt den Auszubildenden die notwendige Transparenz im Hinblick auf die Planung ihres Studiums.
- Die grobe Festlegung der Ausbildungsinhalte ist für die Verantwortlichen eines Curriculums Grundlage zur Planung, insbesondere zur Vermeidung von unerwünschten Überschneidungen.
- Die grobe Festlegung der Ausbildungsinhalte ist Grundlage für die Gestaltung der einzelnen Ausbildungsveranstaltungen durch die Ausbildungsbereiche.

Inhalt

- Die Ausbildungsinhalte beschreiben das gesamte Bereichsangebot bzw. die von den Auszubildenden zu buchenden Bereiche.
- Dies umfasst die Festlegung der obligatorischen und fakultativen Bereiche, inkl. weiterer zu empfehlenden Leistungen (z. B. Praktika, Online-Studium).
- Die Ausbildungsinhalte beschreiben nebst dem Fachwissen auch methodisches Wissen sowie andere Fähigkeiten (z. B. Grundlagenfähigkeiten und -arbeitstechniken, Fremdsprachen).
- Die einzelnen Ausbildungsveranstaltungen sollten in der curricularen Planung soweit festgelegt werden, bis deren Funktion und Rolle im Lehrgang klar wird.

Zu berücksichtigen

- Die Ausbildungsinhalte müssen mit den Ausbildungszielen übereinstimmen.
- Bei der Festlegung der Ausbildungsinhalte sollten das Vorwissen der Auszubildenden, neue Ergebnisse der Forschung, die Notwendigkeit

transdisziplinärer Bildung sowie frauenspezifische Aspekte berücksichtigt werden. Überschneidungen sollten vermieden, Querverbindungen genutzt werden.

Kommunikation

- Die Ausbildungsinhalte sollten in grob umschriebener Form den Auszubildenden z. B. in Studienführern, Ausbildungskonzepte, Wegleitungen oder in Studienordnungen kommuniziert werden.
- Die Ausbildungsinhalte sollten den Auszubildenden zu Beginn des Studiums mündlich dargestellt und erläutert werden.

Studienaufbau

Der Studienaufbau beschreibt den zeitlichen Aufbau und Ablauf eines Ausbildungsgangs.

Funktion

- Die präzise Beschreibung des Studienaufbaus gibt den Auszubildenden die notwendige Transparenz für die Planung ihrer Studienzeit.
- Die Festlegung des Studienaufbaus bildet eine Grundlage für die Planung sowie die Gestaltung der einzelnen Ausbildungsveranstaltungen durch die Ausbildungsbereiche.

Inhalt

- Die Festlegung des Studienaufbaus beinhaltet:
  - die Unterteilung in Grund- und Hauptstudium,
  - die Festlegung von Modulen (umfassen mehrere Ausbildungsveranstaltungen),
  - die Festlegung des Rhythmus des Veranstaltungsangebots,
  - die Festlegung von Prüfungen und Leistungsnachweisen (Orientierungs- und Eignungsprüfungen, Abschlussprüfungen, Lizentiats- und Diplomarbeiten, Vorträge und schriftliche Arbeiten etc.),
  - die Festlegung der Anzahl Bewertungspunkte pro Veranstaltung,
  - die Anrechenbarkeit von Online-Studium und Selbststudium.
- Eventuell können auch Empfehlungen oder Bestimmungen zur Studiendauer und zu den Möglichkeiten eines Teilzeitstudiums angebracht werden.

Zu berücksichtigen

- Die Logik des Studienaufbaus muss mit den Ausbildungszielen übereinstimmen.

- Sowohl die Arbeitsbelastung der Auszubildenden (genügend Zeit für das Selbststudium) als auch das Unterrichtspensum der Dozierenden müssen berücksichtigt werden.

Kommunikation

- Der Studienaufbau sollte den Auszubildenden z. B. in Studienführern,
- Ausbildungskonzepte, Wegleitungen, kommentierten Veranstaltungsverzeichnissen oder in Studienordnungen kommuniziert werden.
- Zu empfehlen sind Musterstudienpläne, welche den Auszubildenden eine Übersicht über den (empfohlenen) zeitlichen Studienablauf vermitteln.
- Die Logik des Studienaufbaus und die Funktion der einzelnen Elemente sollten den Auszubildenden zu Beginn des Studiums mündlich mitgeteilt und erläutert werden.

Ausbildungsformen

Ausbildungsformen beschreiben die didaktische Methodik der Dozierenden, mit welcher sie die Lernprozesse der Auszubildenden unterstützen.

Funktion

- Eine kurze Beschreibung der eingesetzten Ausbildungsformen gibt den Auszubildenden die notwendige Transparenz im Hinblick auf die an sie gestellten Anforderungen.
- Die grobe Festlegung der Ausbildungsformen ist Grundlage für die Gestaltung der einzelnen Ausbildungsveranstaltungen durch die Ausbildungsbereiche.

Inhalt

- Es sollte zumindest ein Konzept bzw. eine grobe Beschreibung der im Lehrgang eingesetzten Ausbildungsformen bestehen. Eine zu detaillierte Festlegung ist in vielen Fällen nicht sinnvoll.
- Nebst Vorlesungen, Proseminare, Seminare, Übungen, Praktika, interaktive Unterrichtseinheiten, Gruppentraining etc. sollten auch schriftliche und mündliche Leistungen der Auszubildenden, Teamarbeiten etc. spezifiziert werden.

Zu berücksichtigen

- Zu berücksichtigen sind die spezifischen Vor- und Nachteile der verschiedenen Ausbildungsformen.

- Die eingesetzten Ausbildungsformen sollten für die Auszubildenden zur Aneignung der in den Ausbildungszielen formulierten Fähigkeiten und Kenntnisse geeignet sein.
- Generell sollte denjenigen Ausbildungsformen der Vorzug gegeben werden, welche die aktive Mitarbeit der Auszubildenden fördern und deren Fähigkeiten zum Selbststudium unterstützen.
- Die Auszubildenden sollten genügend betreut werden. Insbesondere sollte ihnen die Möglichkeit gegeben werden, ein qualifiziertes (schriftliches oder mündliches) Feedback zu ihren Leistungen zu erhalten.
- Die spezifischen Vorteile neuer Medien sollten genutzt werden.

Kommunikation

- Die eingesetzten Ausbildungsformen sowie deren spezifischen Vorzüge für den Lehrgang sollten den Auszubildenden z. B. in Studienführern, Ausbildungskonzepte, Wegleitungen oder kommentierten Veranstaltungsverzeichnissen kommuniziert werden.
- Über die mit den Ausbildungsformen verbundenen Leistungsanforderungen, v. a. betreffend schriftlicher Arbeiten oder Vorträgen, sind die Auszubildenden frühzeitig und ausreichend zu informieren.

Prüfungen

Funktion

- Die Beschreibung der Prüfungsanforderungen gibt den Auszubildenden die notwendige Transparenz für die Planung ihres Studiums.
- Die Festlegung der Prüfungsanforderungen bildet die Grundlage für die Planung und Durchführung der einzelnen Prüfungen durch die Ausbildungsbereiche.

Inhalt

- Möglich sind verschiedene Formen der Leistungsüberprüfung: Orientierungs- und Eignungsprüfungen, Fach- und Visionsarbeiten, Vorträge, Seminararbeiten, schriftliche Arbeiten, Praktikumsberichte etc.
- Für die Prüfungen ist insbesondere der Inhalt (Fachwissen, Methodik, soziale und kommunikative Kompetenzen etc.) sowie deren Form (schriftlich, mündlich, einzeln, in Gruppen, Multiple Choice etc.) festzulegen.

Zu berücksichtigen

- Inhalt und Form der Prüfungen müssen mit den Ausbildungszielen übereinstimmen (Kriterium der Gültigkeit, siehe Matrix im Anhang).
- Die Prüfungen müssen die Kriterien der Zuverlässigkeit (der Prüfungsresultate), der Chancengerechtigkeit sowie der Ökonomie (Verhältnis von Aufwand und Ertrag) berücksichtigen.

Kommunikation

- Die Prüfungsanforderungen müssen den Auszubildenden frühzeitig und in ausreichendem Detaillierungsgrad mündlich und schriftlich kommuniziert werden.

Information und Beratung

Funktion

- Studienfachberatung und -information unterstützen die Auszubildenden bei der Planung und Gestaltung ihres Studiums.

Inhalt

- Studienfachberatung und -information im weitesten Sinn umfasst:
  - Studienführer,
  - kommentierte Veranstaltungsverzeichnisse
  - Informations- und Einführungsveranstaltungen,
  - individuelle Beratungen

Zu berücksichtigen

- Die Bedürfnisse der Auszubildenden an Information und Beratung hängen von den Charakteristiken des Lehrbereichs ab.

Kommunikation

- Die Angebote der individuellen Ausbildungsberatung sollten in Studienführern kommuniziert werden.
- Falls möglich sollten die Auszubildenden zu Beginn des Studiums auch mündlich auf die Angebote an Information und Beratung hingewiesen werden.

Qualitätssicherung

Was ist Qualitätssicherung?

Qualitätssicherung ist eine institutionalisierte Erfolgskontrolle der Qualität und Wirksamkeit der Ausbildung.

Funktion

- Die permanente Qualitätssicherung dient den Verantwortlichen eines Curriculums bzw. den einzelnen Dozierenden zur eigenen Leistungsüberprüfung sowie zur Qualitätsverbesserung.
- Evaluationen geben den Auszubildenden die Möglichkeit, sich in ihrer Funktion als „Leistungsempfänger" über den Ausbildungsbetrieb zu äußern.

Inhalt

- Eine gute Ausbildung bedarf einer dauernden und institutionalisierten Qualitätssicherung.
- Sehr zu empfehlen ist eine regelmäßige Evaluation der einzelnen Ausbildungsveranstaltungen, eventuell auch der Durchführung der Prüfungen.
- Im Hinblick auf die curriculare Gestaltung ist eine periodische Evaluation des gesamten Curriculums (Befragung der Auszubildenden zum Studium, Befragung von ehemaligen Auszubildenden, Arbeitgebern und Arbeitgeberinnen, externen Experten und Expertinnen etc.) zu empfehlen.
- Schließlich sind die Verantwortungen (z. B. Kommissionen, Arbeitsgruppen) sowie die Konsequenzen der Evaluationen zu definieren.

Zu berücksichtigen

- Zu berücksichtigen ist die im jeweiligen Fachbereich bestehende „Kultur" betreffend Ausbildung, Qualitätssicherung und Evaluation, dies sowohl bei den Dozierenden als auch bei den Auszubildenden.

Kommunikation

- Die Qualitätssicherungs- und Evaluationsmechanismen, insbesondere deren Konsequenzen, sollten nebst den Dozierenden auch den Auszubildenden z. B. in Studienführern sowie auch in mündlicher Form kommuniziert und erläutert werden. Sämtliche beteiligten Gruppen müssen die „Spielregeln" kennen.

Personal, Infrastruktur und Finanzen

Funktion

- Zur Durchführung eines Curriculums muss der Einsatz der persönlichen Ressourcen, der Infrastruktur sowie der finanziellen Mittel geplant werden.

Inhalt

- Im Einklang mit dem im Ausbildungsplan festgehaltenen Programm müssen die personellen Ressourcen eingesetzt werden. Dies betrifft: Lehrbeauftragte, Mitglieder innerhalb der DGbG, Kooperationen, Assistierende sowie das technisch-administrative Personal.
- Die Durchführung des Curriculums ist an die Benutzung von Infrastruktur und Räumlichkeiten gebunden. Bei der Planung gilt es namentlich die Verfügbarkeit von Vorlesungs- und Seminarräumen, von Azubi-Arbeitsplätzen, die PC-Arbeitsplätze sowie den Zugang zu Internet und Datenbanken zu beachten.

Kommunikation

- Die Grundsätze des Ressourceneinsatzes sollten in schriftlicher Form festgehalten werden.

Organisation

Funktion

- Die Durchführung eines guten Curriculums bedarf wirksamer organisatorischer Arbeitsabläufe und Strukturen.

Inhalt

- Angesprochen sind insbesondere: Die Planung des Veranstaltungsangebots, die inhaltliche Koordination der Veranstaltungen, die Festlegung der Anzahl Bewertungspunkte pro Veranstaltung, die Festlegung der Leistungsanforderungen an Prüfungen und schriftliche Arbeiten, die Handhabung von Evaluationen etc.
- Festgelegt werden, müssen die Verantwortungen und Entscheidungsabläufe der betroffenen Gremien und Personen (Arbeitsgruppen, Kommissionen, Kooperationen etc.).

Kommunikation

- Die organisatorischen Grundsätze sollten in schriftlicher Form festgehalten werden.

10.3 Akkreditierung und Zertifizierung

Aufgrund der qualitativen Anforderungen an den Gesundheits- und Patientencoach erscheint es sinnvoll, Ausbildungsinstitute und Fort- und Weiterbildungsseminare akkreditieren und zertifizieren zu lassen.

Um den erforderlichen hohen Qualitätsstandard eines Patientencoachings zu gewährleisten hat sich die DGbG zum Ziel gesetzt, bei aller Unterschiedlichkeit bezüglich der Ausgestaltung und der Anforderungen von Patientencoaching-Leistungen in den einzelnen Versorgungssystemen und -regionen, die Qualität von Aus- und Weiterbildung, von Strukturen, Prozessen und Ergebnissen sichern zu helfen.

Die DGbG unterstützt und berät dabei Akademien und Fortbildungsinstitute bei der Erstellung von Curricula, bei der Ausbildung von Patientencoachs sowie deren Fort- und Weiterbildung.

Daneben steht das Expertenteam der DGbG für individuelle Beratung, Konzeption und Implementierung von Patientencoaching-Projekten zur Verfügung.

Für die Zertifizierung von Patientencoaching-Projekten erarbeitet die Gesellschaft für bürgerorientierte Gesundheitsversorgung derzeit mit namhaften Partnern ein umfassendes Konzept.

Details dazu erfahren Sie unter www.dgbgev.de.

11 Wo geht die Reise hin?

11.1 Auf dem Weg ...

Das Gesundheitssystem befindet sich in einem langsamen aber stetigen Umbruch. Gesetzliche Vorgaben, Finanzierungsprobleme und Innovationsgedanken rütteln am Bisherigen. Noch existiert die sektorale Trennung, aber langsam bröckelt die Mauer. Um den Versicherten eine realistische Möglichkeit zu geben, sich in dieser Landschaft zu orientieren und die für ihre Gesundheit richtigen Entscheidungen zu fällen, bedürfen viele Patienten der Unterstützung. Diese Notwendigkeit erklärt sich aus der Tatsache, dass viele Menschen Schwierigkeiten haben, sich Gesundheitsinformationen verfügbar zu machen und diese zu verstehen. In Abhängigkeit von Bildung und Alter nimmt diese Problematik zu.

Darüber hinaus wird im Bertelsmann-Chartbook 2006 noch auf eine weitere diesbezügliche Problematik aufmerksam gemacht:

> *„Tatsächlich existiert aber zwischen Arzt und Patient ein großes Informationsgefälle, das dazu beiträgt, dass die große Mehrheit der „Konsumenten" nicht ausreichend in der Lage ist, zwischen den verfügbaren Alternativen im Gesundheitsmarkt zu wählen." [Bertelsmann Stiftung 2006]*

Der Patientencoach kann sowohl bei der Überwindung dieses Informationsgefälles als auch bei der Informationsbeschaffung und Informationsverarbeitung Unterstützung geben. Weiterhin soll er aktiv die Koordination von Diagnostik-, Behandlungs- und Rehaleistungen sowie ergänzenden Maßnahmen vornehmen.

Dazu gibt es mittlerweile auch in Deutschland erfolgreiche Modelle, von denen einige in diesem Buch gezeigt wurden. Mit Blick auf den Bedarf im Gesamtsektor muss man allerdings feststellen, dass es sich nur um erste Ansätze handelt. Darüber hinaus sind auch Angebote unterwegs, die ein sehr divergierendes Verständnis des Begriffes „Patientencoaching" und der dazu nötigen Kompetenzen an den Tag legen. Allgemein ist bezüglich der Professionalisierung und der Ausweitung deutlicher Handlungsbedarf gegeben.

Hinsichtlich des Bereiches Case Management sieht es im Prinzip nicht anders aus. Auch hier existieren beispielgebende Modelle, aber noch weit mehr „weiße Flecken" auf der Landkarte.

Das Gesundheitscoaching befindet sich inzwischen in Deutschland auf dem Vormarsch. Zwar ist darunter in den wenigsten Fällen ein wirklich ganzheitliches individualisiertes auf den körperlichen und seelischen Bereich bezogenes adaptives Vorgehen, aber es vollzieht sich eine Entwicklung. Mit zunehmender Nachfrage seitens der Bürger und mit einer steigenden Anzahl von Anbietern wird der Wettbewerb zu einer Professionalisierung auch in diesem Feld führen.

In anderen Ländern werden die vorgenannten Wege seit längerer Zeit und teilweise sehr differenziert gegangen. Schon 1998 beschreiben Lee et al. drei Modelle des Case Management: „Brokerage"-Case Management, integriertes Fallmanagement und Self-Managed Care finden ihre Anwendung sowohl alleine wie auch in Kombination mit anderen. Im Brokerage-Modell ist dem individuellen Patienten ein Fallmanager zugeteilt, der einen Betreuungsplan entwickelt und damit unnötige Zuweisungen und Leistungen verhindern will. Neben Effizienz- und Kostenvorteilen besteht ein Nutzen darin, dass die Patienten eine zuständige Betreuungs- und Ansprechperson haben.

Beim integrierten Modell werden Fallmanagement und Patientenbetreuung zusammengefasst und „aus einer Hand" durch das behandelnde Team selbst gewährleistet.

Das Modell der Self-Managed Care hat als primäres Ziel die Stärkung der Eigenverantwortlichkeit der Patienten. Ein Fallmanager schult und unterstützt die Patienten, damit sie einen großen Teil der Koordination ihrer Betreuung selbst übernehmen können [Lee et al. 1998].

Modelle wie diese sind Ausgangspunkte für die Entwicklung von Case Management in Deutschland.

Patientencoaching, Gesundheitscoaching und Case Management werden Schritt für Schritt im deutschen Gesundheitswesen Einzug halten. In wenigen Jahren wird es normal sein, diese Dienstleistungen zu nutzen. Wesentliche Treiber für diese Veränderungen werden Effizienzziele im therapeutischen Prozess und Personalkapazitätsprobleme im ärztlichen Bereich sein.

Auch Ziele wie Qualität und Sicherheit in Behandlung und Betreuung werden diese Entwicklung beschleunigen, denn sie lassen sich nur im Rahmen eines funktionierenden Zusammenwirkens beteiligter Akteure erreichen [Berchtold 2007].

11.2 ... zu Managed Care

Das moderne Verständnis von Managed Care geht über die traditionellen Inhalte wie Gatekeeping, Ärztenetze und Budgetmitverantwortung hinaus. Es folgt einem systemischen Ansatz der Integration der unterschiedlichen Akteure. Ziel ist, deren Zusammenwirken weiter zu optimieren und damit die Behandlungsqualität und Patientensicherheit zu stärken. Die Grundthese von Managed Care basiert somit auf der Annahme, dass Kosten und Qualität keine primär gegensätzlichen Ziele sind. Dieser Gedanke lässt sich an den klassischen Elementen aus dem Managed Care-Bereich, wie z. B. Case Management und Gesundheitscoaching durchaus plastisch machen.

Eine bessere und zielgerichtetere Betreuung eines Patienten im Behandlungsfall hebt die Versorgungsqualität für den Patienten spürbar. Gleichzeitig verhindert diese Form der Betreuung Fehlallokationen und Fehlsteuerungen. Die scheinbar diametralen Ziele, Kosten und Qualität werden hier durch die vorgenannten Instrumente sinnvoll verbunden. Verschiedene Studien im amerikanischen und in europäischen Gesundheitssystemen in den letzten zehn Jahren belegen dies. Primäre Zielgruppe sind chronisch kranke Menschen, da eine Veränderung der Versorgungsprozesse für diese Personen die größten Erfolge verspricht.

Die Realisierung von Case Management, Patientencoaching und Gesundheitscoaching bringen somit mehr Managed Care in unser Gesundheitswesen. Selbstverständlich sind diese Angebote nicht denkbar, ohne die Vergesellschaftung mit anderen wichtigen Elementen von Managed Care, wie z. B. Disease Management und Gatekeeping. Diese Kopplung ist langfristig zwingend, um mögliche qualitative und monetäre Effekte in vollem Umfang generieren zu können (s. Abb. 24).

Im Managed Care-Betreuungsprozess stellen Case Management, Patientencoaching und Gesundheitscoaching gleichsam ein Kontinuum dar, auf dem sich Versicherte und Patienten entsprechend ihrer Bedürfnislage anordnen (s. Abb. 25).

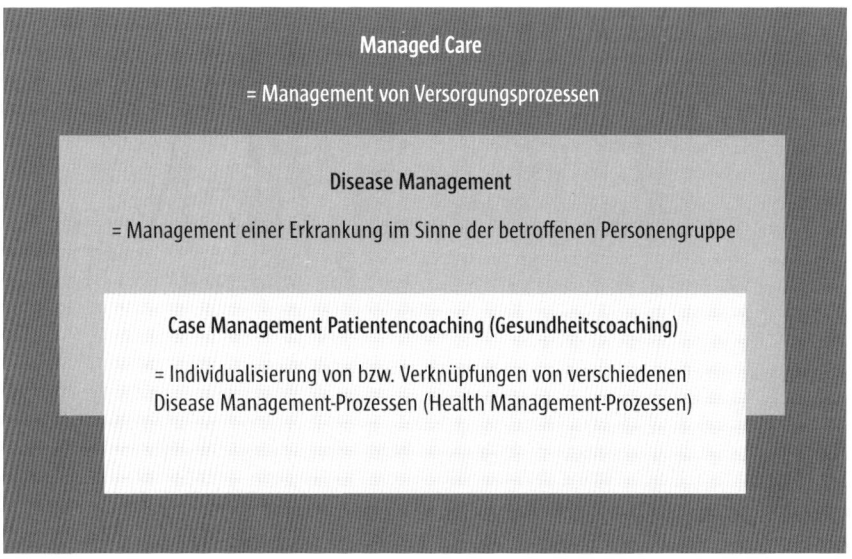

Abb. 24 Kopplung von Managed Care-Prozessen

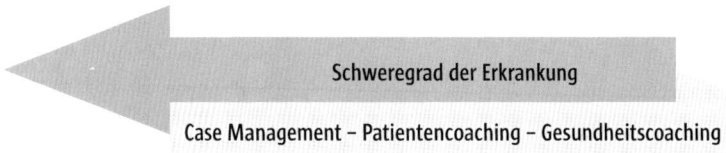

Abb. 25 Kontinuum von Case Management, Patientencoaching und Gesundheitscoaching

Demzufolge würde man die schwereren Behandlungsfälle bei den Patienten in der Betreuung des Case Managers finden, während weniger schwere Behandlungsfälle vom Patientencoach betreut werden können. Versicherte, die nicht akut krank sind, können z. B. die Angebote eines Gesundheitscoachs in Anspruch nehmen. Ebenso werden aber auch chronisch kranke Personen die Leistungen eines Gesundheitscoachs nutzen wollen, um andere möglichen Leiden außerhalb ihres chronischen Krankhcitsspektrums vorbeugen zu wollen.

Es ist ein weiteres Ziel vieler Managed Care Modelle in Europa, den Patienten aktiv am Management seiner Erkrankung zu beteiligen. Die Voraussetzungen dafür werden durch Schulungen, Bereitstellung von solider Information, Stärkung der Patientensouveränität und Anwendung der Prinzipien des Shared Decision Making erreicht [Lauterbach 2006].

Insbesondere auch der letztgenannte Teil ist wesentlich vom Einsatz der Patientencoachs und Case Manager abhängig.

In einem Thesenpapier hat Wiechmann herausgearbeitet, dass die aktuelle Gesetzeslage deutliche Möglichkeiten für Managed Care auch in Deutschland bieten würde. Dabei sagt er aber auch:

„Die engere Abstimmung der einzelnen Leistungserbringer mit der Führung der Managed-Care-Modelle und den Krankenkassen wird zu einem höheren administrativen Aufwand führen." [Wiechmann 2004].

Für diesen administrativen Aufwand sind neue Wege zu finden, denn die medizinischen Personalkapazitäten können diesen Bedarf keinesfalls decken. Dies ist eine Anforderung, die mit den bestehenden Strukturen und personellen Ressourcen nicht zu leisten ist und die geradezu neue Berufsbilder fordert. Somit wird die Rolle des Patientencoachs mit zunehmender Veränderung im System immer wichtiger. Die Koordination therapeutischer Leistungen, die Zurverfügungstellung von Information und die Unterstützung des Prozesses, der die Patienten bei der Erlangung bzw. Verbesserung ihrer Selbstmanagementfähigkeiten nachhaltig unterstützt, werden im Tätigkeitsprofil der Patientencoachs liegen. Insbesondere für chronisch erkrankte und/oder multimorbide Patienten ist dies von außerordentlicher Wichtigkeit. Die Bedeutung von Selbstmanagement belegen inzwischen viele Studien [Newman et al. 2004, Trento et al. 2002]. Gleichzeitig ist aber die Befähigung zum Selbstmanagement oft eine lang dauernde Aufgabe und gehört am sinnvollsten in die ambulante Grundversorgung [Bonsack 2006]. Patientencoaching wird damit zu einer Basisaufgabe und der Coach bekommt eine tragende Rolle in der Ausgestaltung von Managed Care-Systemen.

Im Kontext der Diskussion um die Stärkung der Selbstmanagementfähigkeiten der Patienten wird der Empowerment-Begriff oft beschworen. Dies ist jedoch nicht unkritisch zu sehen. Nach Mathwig sind diese Empowerment-Konzepte

„latent in der Gefahr, eine prekäre Koalition mit politischen Forderungen nach „mehr Eigenverantwortung" einzugehen. Unter dem Deckmantel der Liberalität werden gesellschaftlich erzeugte Probleme den davon Betroffenen selbst aufgebürdet. Jede und jeder wird – nach dieser Strategie – zum Schmied des „eigenen Glücks". Vergessen wird dabei, dass die Fähigkeiten und Möglichkeiten der Einzelnen, das jeweils eigene Eisen im Feuer zu halten, höchst ungleich verteilt sind." [Mathwig 2007]

Die Aktivitäten der Coachs sollten perspektivisch auch dieser Tatsache Rechnung tragen und ein auf Ressourcen, Fähigkeiten und Bedürfnisse des Einzelnen wirklich abgestimmtes Angebot machen können. Dabei ist die Priorität immer in der Befähigung zur Selbsthilfe zu sehen.

Die Gestaltung effektiver Prozesse zur Unterstützung der Erhaltung oder Wiedergewinnung von Gesundheit sind eine große Herausforderung an das Gesundheitssystem und alle seine Akteure.

Dies ist in den bisherigen strukturellen Bahnen und mit den bisherigen Professionen allein nicht zu leisten. Sowohl die Akteure im Gesundheitswesen als auch die Versicherten und Patienten werden umdenken müssen, wenn sie gemeinsam ein erfolgreiches Versorgungssystem betreiben und nutzen wollen. Dazu sind allseits Kompromisse, aber auch neue Wege und Ideen gefragt. Die auf diesen Buchseiten beschriebenen Denkansätze und Modelle des Patientencoachings, des Case Managements und des Gesundheitscoachings unterstützen die gegenwärtigen und künftigen strukturellen Veränderungen im System. Gleichzeitig werden sie den neuen Anforderungen seitens der Versicherten und Patienten an die Versorgung und den Koordinationsnotwendigkeiten zwischen den Akteuren gerecht. Der Einzug von mehr Management via neue Versorgungsformen oder Managed Care wird ein hartes Ringen um die Akzeptanz der Versicherten und die der Leistungserbringer erfordern [Amelung 2007]. Einschreibeverfahren, Einschränkung bei der Arztwahl, Leistungsplanung u. a. werden tiefe Eingriffe in das Gewohnte darstellen. Um auf diesem Wege trotzdem erfolgreich zu sein, muss der erhöhte Erklärungsbedarf gedeckt und der Nutzwert für alle Beteiligten sichtbar werden. Die vorgenannten Berufsbilder können durch ihre Tätigkeit aktiv diese Akzeptanz herstellen, denn sie sind sichtbarer Ausdruck eines Qualitätsgewinns in neuen Versorgungsansätzen.

Literatur

Amelung VE: Managed Care – Neue Wege im Gesundheitsmanagement. 4. Auflage. Gabler Wiesbaden 2007. S. 287 ff.

Berchtold P: „Die Qualität des Zusammenspiels entscheidet". Managed Care 4/2007. S. 4

Bertelsmann Stiftung – Themenfeld Gesundheit, Universität Bremen – Zentrum für Sozialpolitik (Hrsg.): Anreize zur Verhaltenssteuerung im Gesundheitswesen – Effekte bei Versicherten und Leistungsanbietern. Chartbook (2006). S. 48

Bonsack S: Lernen, mit der Erkrankung gesund zu leben. Managed Care 8/2006. S. 10

Lauterbach KW: Überblick über Managed Care unter Einbeziehung verschiedener wissenschaftlicher Disziplinen. 1. Cologne Congress – MANAGED CARE 2006

Lee DT, Mackenzie AE, Dudley-Brown S, Chin T: Case management – a review of the definitions and practices. J Adv Nurs 1998. 27. S. 933

Mathwig F: Empowerment und Lebenswelt. Managed Care 2/2007. S. 28

Newman S, Steed L, Mulligan K: Self-management for chronic illness. The Lancet 2004. 364. S. 1523–1537

Trento M, Passera P, Bajardi M, Tomalino M, Grassi G, Borgo E, Donolla C, Cavallo F, Bondonio P, Porta M: Lifestile intervention by group care prevents detoriation of type 2 in diabetes: a 4year randomized controlled clinical trial. Diabetologia 2002. 45(9). S. 1231–39

Wiechmann M: Managed Care in Deutschland. Sechs Thesen zur Einführung. Deutsches Ärzteblatt online. 08. 10. 2004. www.aerzteblatt.de/aufsaetze/0404

12 Bürgerorientierung als Zukunftsaufgabe im Gesundheitswesen

Die zukunftsfähige und effiziente Weiterentwicklung des Gesundheitswesens stellt eine ständige Herausforderung dar. In der Gesundheitsversorgung stehen wir vor dem Problem, dass die medizinischen Versorgungs- und Behandlungskosten fortlaufend steigen, was einerseits durch die Zunahme des Anteils betagter und hochbetagter Multimorbider an der Gesamtbevölkerung und andererseits durch den medizinischen Fortschritt bedingt ist.

Das deutsche Gesundheitswesen hat demgegenüber in den letzten Jahrzehnten den Aspekt der Förderung der Gesundheitskompetenz der Bevölkerung vernachlässigt. Es gibt viel zu wenig Anreize und Hilfen zum eigenverantwortlichen Handeln der Bürger. Die Folge ist eine unsolidarische Überbeanspruchung des Systems. Aus Sicht des Einzelnen mag das allerdings rational erscheinen, selbst wenn daraus eine Fehlversorgung resultiert, die zum eigenen Schaden führen kann.

Außerdem können wir heute in fast allen medizinischen Disziplinen mit einer Compliance von ungefähr 50 % bis maximal 75 % rechnen. Das bedeutet, dass jeder zweite bis vierte Patient, der ärztliche Handlungsanweisungen für seine Therapie und häufig auch Rezepte für Arzneimittel erhalten hat, sich anschließend weiter so verhält, als wäre der Arztbesuch nicht erfolgt.

Versicherte bekommen und erwarten in der Regel erst dann professionelle Hilfe, wenn sich ihre Gesundheit bereits in einem kritischen Zustand befindet. Es kommt hinzu, dass das heutige Gesundheitssystem und die Angebote des Gesundheitsmarktes in ihrer Komplexität für den Bürger nicht mehr durchschaubar sind.

Dies alles führt zu unnötigen Kosten im Gesundheitswesen. Die politischen Konzepte der vergangenen zehn Jahre setzten im Wesentlichen bei der Optimierung der Strukturen und Prozesse an. Insofern hat der Gesetzgeber in dieser Zeit zunehmend Managed-Care-Elemente in die Gesundheitsgesetzgebung eingefügt und dabei die Möglichkeiten von Reform zu Reform ständig erweitert, neue Anbieterstrukturen zu entwickeln und und zu implementieren.

Institutionelle Versorgungssysteme des Gesundheitswesens im engeren Sinne können aber nach zahlreichen nationalen und auch international vergleichenden Studien im Durchschnitt nur 10% bis maximal 40% zur Wertschöpfung allgemeiner Gesundheit beitragen. Hierauf hat der Sachverständigenrat für die Konzertierte Aktion im Gesundheitswesen in seinem Gutachten 2000/2001 „Bedarfsgerechtigkeit und Wirtschaftlichkeit" auf Seite 24 (Kurzfassung) hingewiesen. Welche anderen individuellen und transsektoralen Variablen die gesundheitlichen Outcomes beeinflussen, zeigt die Abbildung 26, die diesem Sachverständigengutachten entnommen wurde. Auch die jüngsten Strukturreformen können dieses Grundproblem nur zu einem Teil lösen.

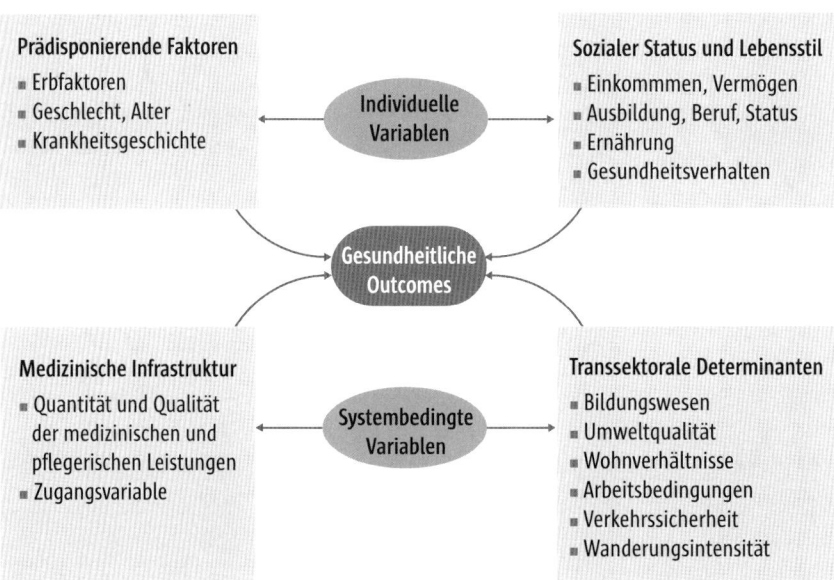

Abb. 26 Einflussgrößen gesundheitlicher Outcomes; Quelle: Gutachten des Sachverständigenrates für die Konzertierte Aktion im Gesundheitswesen:„Bedarfsgerechtigkeit und Wirtschaftlichkeit", 2000/2001

Nach der Einführung von Managed Care stellt sich nun die Frage, ob es darauf aufbauend weitere Konzepte gibt, die das Spektrum der Möglichkeiten erweitern können, mit denen individuelle und gesellschaftliche Gesundheitsziele nachhaltiger als bisher erreicht werden können.

Es liegt nahe, dabei auf eine immer noch vernachlässigte Ressource zu setzen, nämlich das gesundheitsbewusste Verhalten der Bürger. Eine ökonomisch sinnvolle und ergebnisorientierte Weiterentwicklung der deutschen Gesundheitsversorgung ist nur durch eine möglichst aktive Einbeziehung der versicherten Bürger und Patienten sowie gegebenenfalls ihrer Angehörigen zu bewirken.

Die Bürger verfügen über das Potenzial zur Erhaltung, Wiederherstellung oder Zerstörung ihrer Gesundheit und damit über den größten Kostenfaktor und die größten Einsparmöglichkeiten. Diese Feststellungen gelten – wenn auch mit Einschränkungen – ebenfalls für Behinderte, Schwerkranke und soziale Randgruppen. Diese Bevölkerungsgruppen bedürfen allerdings besonderer Förderung und professioneller Hilfestellungen. Ganz besondere Beachtung verdienen die Kinder, deren Gesundheitsverhalten von den Eltern, den nahestehenden Verwandten und von der Umgebung wie Freunden, Kindergarten und Schule abhängig ist. Gerade hierfür müssen neue Konzepte entwickelt werden, die ein abgestimmtes und auf das Verhalten der Kinder angepasstes Erleben von Gesundheit implementieren. Hier findet sich ein riesiges Wertschöpfungspotenzial für die Zukunft des Gesundheitswesens. Allerdings sind dies alles Prozesse, die langfristig angelegt werden müssen und ihre Wirksamkeit auch erst nach entsprechender Laufzeit entfalten.

Wie kann nun eine stärkere Bürgerorientierung und Förderung der Gesundheitskompetenz der Bürger erreicht werden? Versuche, diese Fragen zu beantworten, stellen die folgenden beispielhaften Überlegungen dar:

- Die Bürger müssen lernen, ihre Gesundheit entsprechend ihrem Leistungsvermögen weitestgehend eigenverantwortlich zu gestalten, abgesichert durch eine allgemeine solidarische Versicherungspflicht. Anstelle der Fremdsteuerung des Versicherten muss das gesundheitliche Selbstmanagement gefördert werden. Die Selbstbestimmung ist Element der Solidarität, die sowohl Rechte wie auch Pflichten definiert. Es müssen Konzepte entwickelt werden, wie die hierzu notwendigen mentalen Haltungsveränderungen in der breiten Masse der Bürger und Versicherten so schnell wie möglich hergestellt werden können (human-mental-disease-programms). Dies ist ein generationsübergreifender Prozess, der wahrscheinlich mehrere Jahrzehnte in Anspruch nimmt, jedoch geeignet erscheint, einen Beitrag zur Stabilisierung des deutschen Gesundheitswesens zu leisten.
- Ein Weg von mehreren ist die ausführliche Einbeziehung der Bürger und Patienten in Schulungen über ihre jeweiligen aktuellen Erkran-

kung (disease education) und die konsensuale und partizipartive Entwicklung von krankeitsverhindernden oder -krankheitsreduzierenden Lösungsstrategien (shared decision making). Dieser Weg erfordert natürlich – im Gegensatz zum derzeitigen Trend – mehr Anteile an kommunikativer Medizin und die notwendige Finanzierung dieser von Ärzten und anderen Heilberufen professionell eingesetzten Zeit.

- Die Erziehung zu einem bewussten und verantwortungsvollen Umgang mit der eigenen Gesundheit ist eine vorrangige gesamtgesellschaftliche Aufgabe und muss auf allen Stufen des Bildungssystems stattfinden. Gesundheitserziehung muss zu einem wesentlichen Element des Bildungssystems entwickelt werden. Der verantwortungsvolle Umgang mit der eigenen Gesundheit muss in jedem Lebensalter gefördert werden.

- Es muss in den Vorschulen damit begonnen werden, die Gesundheitskompetenz spielerisch anzubahnen, um später in der Schule weiterreichende Grundlagen zu vermitteln, sodass dann in der Berufsausbildung, im Studium, im Beruf und am Arbeitsplatz entsprechende Ergebnisse vorhanden sind. Gesundheitsmanagement muss Bestandteil und ein wesentliches Kriterium eines jeden Einstellungsgespräches, jedes Personalentwicklungsgespräches und jeder Zielvereinbarung sowie bei Beförderungen sein.

- Jeder Bürger, insbesondere wenn er zum Patienten wird, hat nach unserer Überzeugung ein Recht auf verstehbare Informationen und evidenzbasiertes Wissen über seine Erkrankung. Dieses Wissen muss ihm in adäquater Form zur Verfügung gestellt werden, und zwar – wenn für den effizienteren Heilungsprozess erforderlich – auch mehrfach und jeweils in einer Form, die er versteht und die ihn einbindet, sodass er auch über vorhandene alternative Optionen im Gesundheitsmarkt mit entscheiden kann und somit zu einem kundige Nachfrager wird.

- Ein optionales Coachingsystem muss zu einer fest verankerten Einrichtung im Gesundheitssystem werden. Ergänzend zu den herkömmlichen Heilberufen unterstützen dabei qualifizierte, frei wählbare Gesundheitsberater die Bevölkerung in allen Gesundheitsfragen, entwickeln Präventionsstrategien und koordinieren Versorgungspartner. Sie stellen eine professionelle Schnittstelle zwischen Versicherten, Gesundheitsberufen und Kostenträgern dar. Jeder Bürger kann sich – lebenslagen-, krankheits- und präferenzorientiert – einen unabhängigen Coach für seinen Weg durch das Gesundheitssystem wählen. Gesundheitscoaching ist eine eigene, qualifizierte Dienstleistung.

- Coachs müssen über spezifische Führungsfähigkeiten verfügen, hinreichend ausgebildet sein und den Bürgern als Anwalt, Berater und Integrationsagent für den von ihm gewählten Zeitraum professionell und kompetent zur Verfügung steht. Die Rechte und Pflichten dieses

Coachs bzw. seine notwendigen Qualifikationen müssen in Zukunft ein spezielles Berufsbild darstellen, für das Ausbildungs- und Fortbildungsmöglichkeiten zu schaffen sind. Die Coachingfunktion orientiert sich konsequent an den unterschiedlichen Bedürfnissen und Lebensbedingungen der Bürger.

- Folgerichtig sollten Krankenkassen zukünftig günstigere Tarife für Versicherte anbieten, die sich verbindlich für Gesundheitscaoching, Patientencoaching oder Case Management entscheiden, um Empowerment und Shared-Decision-Making entwickeln zu können. Gesundheitsgerechtes und Gesundung förderndes Verhalten muss für den Bürger zu positiven Anreize führen. Andererseits müssen Bürger auch frei entscheiden können, ob sie eine solche enge Führung für ihr Gesundheits- und Krankheitsmanagement annehmen oder nicht. Wenn nicht, wählt der Bürger damit aber gleichzeitig auch einen ungünstigeren Krankenkassentarif.

- Bei der schichtenspezifischen Differenziertheit der deutschen Gesellschaft ist es notwendig, schichtenbezogene Konzepte zu entwickeln. Die Anreize sollten sich danach richten, ob die Versicherten Krankenkassenbeiträge aus eigenen Mitteln aufbringen oder ob ihre Beitragsmittel aus staatlichen Quellen kommen. Belohnungssysteme sind Maluskonzepten vorzuziehen.

- Universitär müssen endlich die erforderlichen Anstrengungen gemacht werden, um in Deutschland eine aussagefähige Versorgungsforschung aufzubauen. Alles, was hier bisher an Daten und Fakten vorliegt, ist nur bedingt praxistauglich und aussagefähig. Die hierfür erforderlichen Mittel sind eine sinnvolle Investition in die Zukunft.

Dies sind Überlegungen, die im Jahre 2007 zur Gründung der Deutschen Gesellschaft für bürgerorientierte Gesundheitsversorgung (DGbG) geführt haben, die aus dem bisherigen Verein für integrierte Patientenversorgung (ViP) hervorgegangen ist.

Die Deutsche Gesellschaft für bürgerorientierte Versorgung will Beiträge dafür leisten, dass die Bürger als selbstbestimmte und informierte Nutzer des Gesundheitssystems aktiviert, gestärkt und durch Coaching und Fallmanagement unterstützt werden. Sie setzt sich für die Entwicklung von Strukturen und Prozessen im Gesundheitswesen ein, die konsequent an den Bedürfnissen der Bürger ausgerichtet sind. Sie will auch das Bewusstsein für Bürgerorientierung bei den Akteuren des Gesundheitswesens (Politik, Leistungserbringer, Versicherer und Industrie) schärfen, Partner für die Verfolgung ihrer Ziele gewinnen und diesen eine Plattform für gemeinsame Projekte bieten.

Alle Autoren dieses Buches sind Mitglieder der Deutschen Gesellschaft für bürgerorientierte Gesundheitsversorgung.

Glossar

Adherence	„Anhaftung", die Bereitschaft eines Patienten, seine Mitarbeit bei der Bewältigung einer Krankheit auch über einen längeren Zeitraum hinweg aufrechtzuerhalten, bspw. durch Veränderung seiner Lebensumstände oder die Einnahme von Medikamenten.
Anreiz	Vorteil meist wirtschaftlicher Art, welcher Akteuren im Gesundheitswesen gewährt wird, wenn sie sich in definierter Weise verhalten.
Behandlungspfad	Diagnostischer und/oder therapeutischer Entscheidungsbaum, an den sich Ärzte in einem ▸ Managed Care-Modell beim Vorliegen einer definierten Diagnose halten.
Behandlungseffekt	Ergebnis einer therapeutischen Intervention, das in unterschiedlichen Größen angegeben werden kann.
Benchmarking	Ein Verfahren zum Vergleich eines Angebotes mit den besten anderen (benchmarks = Höhenmarken) nach einem festgelegten Vergleichsschema. Verglichen werden können Prozesse, Systeme, Produkte und Dienstleistungen bezüglich der Kriterien Kosten, Qualität, Zeit, Kundenorientierung, Zufriedenheit etc.
Benefit Packages	Leistungspakete einer Krankenversicherung. Diese können sich aus den unterschiedlichsten Komponenten zusammensetzen und auch Wahlleistungen beinhalten. Siehe ▸ Bonusprogramm
Best Case	„Günstigster Fall" – Geschäftsszenario unter Annahme mehrheitlich positiver Ereignisse
Bonusprogramm	Gewährung eines vertraglichen Vorteils für Patienten oder Arbeitgeber durch die Krankenversicherungen für die aktive Mithilfe an der Erhaltung oder Verbesserung der Patientengesundheit. Vorteile können finanzieller (Beitragsreduzierung) Natur sein oder die Gewährung von Leistungen.
Buchhaltung	Instrument zur Messung und Darstellung der finanziellen Lage und des Erfolges eines Unternehmens.
Carving Out	Ausgliederung eines Leistungsbereiches innerhalb eines Managed Care-Programmes, beispielsweise der augenärztlichen, zahnmedizinischen oder psychiatrischen Versorgung.
Case Management	Fall-Management mit dem Ziel, die Qualität und Wirtschaftlichkeit der Versorgung zu verbessern. Hierbei wird eine ▸ sektorenübergreifende Optimierung angestrebt. Während sich Disease Management-Programme an einer (chronischen) Erkrankung ausrichten, bezieht sich Case Management auf einzelne, in der Regel sehr teure Patientenfälle.
Case Manager	Ein speziell geschulter Betreuer, beispielsweise eine Krankenschwester, ein Arzt oder Sozialarbeiter, der mit Patienten, Anbietern und Versicherern zusammenarbeitet, um dem Patienten die für eine angemessene Gesundheitsversorgung nötigen erforderlichen Leistungen zur Verfügung zu stellen und zu koordinieren.
Case-Mix	Die Vielzahl der in einer Einrichtung anfallenden Diagnosen und Behandlungsmethoden, die nach ▸ DRG abgerechnet werden. Ein Akutkrankenhaus der Regelversorgung hat einen hohen Case-Mix, eine Spezialklinik demgegenüber einen vergleichsweise niedrigen Case-Mix
Case-Mix-Index (CMI)	Der Case-Mix-Index gibt die durchschnittliche Relativgewichtung der Behandlungsfälle eines Krankenhauses wieder. Die Relativgewichtung verändert den individuellen Abrechnungssatz, den das Krankenhaus für die Behandlung abrechnen kann. Ein hoher CMI spiegelt also einen durchschnittlich hohen Abrechnungssatz wieder.
Checkliste	Eine Liste von Tätigkeiten und Gesichtspunkten eines wiederkehrenden Prozesses, die zu seiner effektiven Abarbeitung berücksichtigt werden müssen.

Glossar

Coaching	Individuelle Beratung und Zusammenarbeit zwischen Coach und Klienten im Sinne einer zielgerichteten Entwicklung der Kompetenzen, Kenntnisse und Fähigkeiten der Klienten. Der Coach wirkt dabei durch Kommunikation auf den Klienten so ein, dass dieser die neuen Kompetenzen nicht passiv erwirbt sondern unter Begleitung des Coachs selbst entwickelt.
Compliance	Die Bereitschaft des Patienten, seinen Gesundheitszustand realistisch wahrzunehmen, zu akzeptieren und notwendige Konsequenzen zu ziehen.
Concordance	Deutsch: Konkordanz: ist die Übereinstimmung zwischen Arzt und Patient in Bezug auf die Aspekte der Krankheit und die daraus zu schließenden Folgerungen. Konkordanz kann nur durch umfangreiche Information und gleichberechtigte Entscheidungsfindung zwischen Patient und Arzt/Coach erreicht werden. Concordance ist ein wesentliche Voraussetzung für alle Aspekte der ▶ Compliance
Coping-Strategie	Coping bezeichnet die Bewältigung von Krisen bzw. die erfolgreiche Auseinandersetzung mit widrigen Umständen, beispielsweise Krankheitsfolgen im täglichen Leben. Coping-Strategien sind Bestandteil des Empowerments von Patienten.
Cost Shifting	Kostenverlagerung auf andere Leistungsbereiche (z. B.: zur Schonung von Budgets) oder auf andere Patientengruppen.
Diagnosis Related Groups (DRGs)	Fallgruppenbezogene Zuordnung und Abrechnung der in Anspruch genommenen Leistungen in Behandlung, Pflege, Verwaltung etc. im Rahmen der stationären Krankenhausversorgung (Fallpauschalen). Die Fallgruppenbildung soll nach medizinisch sinnvollen Kriterien (Krankheitsart) erfolgen. Grundlage der Entgelte sind Daten der Kosten- und Leistungsrechnung und der medizinischen Dokumentation.
Disease	Engl. für Krankheit/Krankheitsbild
Disease Education	US-amerikanische Bezeichnung für die krankheitsbezogene Information und Schulung von Patienten zur Verbesserung des Empowerment und der Coping-Strategien.
Disease Management-Programme (DMP)	Programme mit dem Ziel der Verbesserung der Qualität und Wirtschaftlichkeit der Versorgung von Patienten mit vorwiegend chronischen Erkrankungen. Dazu werden auf der Grundlage wissenschaftlicher Erkenntnisse Vorgaben für Prävention, Diagnostik, Therapie und Rehabilitation sowie Pflege erarbeitet. Die Vorgaben können übergreifend über die ▶ Sektoren von ambulanter und stationärer Versorgung sein.
Effektivität	Das Erreichen von Zielen, indem man die richtige Vorgehensweise wählt. Effektivität ist ein Inhalt strategischer Vorgehensweisen und Planungen. Kurzwort: „Die richtigen Dinge tun". Eine medizinische Leistung ist effektiv, wenn sie den intendierten Behandlungserfolg bewirkt.
Effizienz	Das Erreichen von Zielen, indem man die vorgegebenen Vorgehensweisen optimal umsetzt. Kurzwort: „Die Dinge richtig tun". Eine medizinische Leistung ist effizient, wenn sie medizinisch effektiv ist, zu den geringst möglichen Kosten erstellt wird und in dem Sinne von Patienten/Versicherten gewünscht wird, dass sie bereit wären, die Kosten dafür zu übernehmen.
Empowerment	Mit Empowerment bezeichnet man Strategien und Maßnahmen, die geeignet sind, das Maß an Selbstbestimmung und Autonomie im Leben der Menschen zu erhöhen und sie in die Lage zu versetzen, ihre Belange (wieder) eigenmächtig, selbstverantwortlich und selbstbestimmt zu vertreten und zu gestalten. Empowerment bezeichnet dabei sowohl den Prozess der Selbstbemächtigung als auch die professionelle Unterstützung der Menschen, ihre Gestaltungsspielräume und Ressourcen wahrzunehmen und zu nutzen. Wörtlich aus dem Englischen übersetzt bedeutet Empowerment Ermächtigung oder Bevollmächtigung.

Ergebnisqualität (outcome quality)	Veränderungen des Gesundheitszustandes eines Patienten bzw. einer Bevölkerungsgruppe als Ergebnis bestimmbarer therapeutischer oder diagnostischer Maßnahmen bzw. Interventionen in die Versorgungsabläufe.
Evaluation	Bewertung der Wirkungen von Maßnahmen oder Verfahren (z. B. Auswirkungen auf die Patientenversorgung, auf das Wohlbefinden, auf das ärztliche Selbstverständnis usw.) hinsichtlich vorher festgelegter Kriterien.
Evidenz (evidence)	Im Kontext der evidenzbasierten Medizin aus dem Englischen stammender Begriff (evidence = Nachweis, Beweis) für Informationen aus wissenschaftlichen Studien, die einen Sachverhalt erhärten („evident" machen) oder widerlegen. Die Qualität der Evidenzlage hängt dabei wesentlich von der methodischen Güte der zugrunde liegenden Studien ab.
Evidenzbasierte Medizin (Evidence-based-medicine, EbM)	Technik, individuelle Patienten gemäß der besten zur Verfügung stehenden Evidenz zu versorgen. Diese Technik umfasst die Suche der relevanten Evidenz in der medizinischen Literatur für ein konkretes medizinisches Problem, den Einsatz einfacher wissenschaftlich abgeleiteter Regeln zur kritischen Beurteilung der Validität der Studie und der Größe des beobachteten Effekts sowie die Anwendung dieser Evidenz auf den konkreten Patienten mit Hilfe der klinischen Erfahrung.
Fallpauschalen	Deutscher Begriff für ▶ Diagnosis Related Groups (DGRs). Bei Fallpauschalen werden sämtliche Behandlungsleistungen pro Fall mit festgelegten Sätzen vergütet.
Gatekeeper	Leistungserbringer (Hausarzt oder Grundversorger), der abgesehen von Notfällen, obligatorische erste Anlaufstelle der Versicherten ist, die ärztliche Hilfe in Anspruch nehmen wollen. Der Gatekeeper steuert damit den Zugang zur nachgelagerten ambulanten und stationären Versorgung. Versicherte, die sich verpflichten, diese Regel einzuhalten, profitieren durch ▶ Bonusregelungen (z.B. Hausarztmodelle).
Indikator	„Anzeiger", ein messbarer Umstand, dessen Vorhandensein auf das Vorhandensein eines anderen Umstandes schließen lässt – hohe Blutfettwerte können bspw. ein Indikator für Gefäßprobleme sein.
Intervention	Intervention bezeichnet generell einen therapeutischen Eingriff/Maßnahme mit dem Ziel, eine Verbesserung des Zustandes, eine Verhaltensänderung oder einen Erkenntnisgewinn beim Patienten zu erreichen.
Intervision	Gegenseitige Hilfe analog der ▶ Supervision, hier aber nicht durch externen Supervisor, sondern durch die Gruppenteilnehmer selbst wechselseitig.
Kombinierte Budgets	Gemeinsame Budgets für ambulante und stationäre Leistungen sowie für Arzneimittel.
Kreativität	Kreativität (von lat. creatio – Schöpfung) ist die Fähigkeit intelligenter Lebewesen, neue und unübliche Kombinationen für bestehende und neue Aufgabenstellungen zu finden.
Kognition	Die Fähigkeit, Informationen aufzunehmen, zu verarbeiten und für einen Erkenntnisprozess oder Handlungen verfügbar zu machen. Typische Kognitive Fähigkeiten sind u.a.: Gedächtnis, Sprache, Wahrnehmung, Aufmerksamkeit, Wille.
Kundennutzen	Vorteile des Produktes, die der Kunde als Gegenleistung für den von ihm bezahlten Preis zu erhalten wünscht.
Lebensqualität	Grad des Wohlbefindens eines Individuums bzw. einer Gruppe von Individuen. Das Wohlbefinden ist abhängig vom Bestehen positiver Aspekte und dem Fehlen negativer Aspekte. Aspekte von Belang sind hier beispielsweise Morbiditätsrate, Coping-Strategien, Empowerment

Leitlinien	Ärztliche Leitlinien sind systematisch entwickelte Hilfen zur Entscheidungsfindung für Ärzte und Patienten über die angemessene ärztliche Vorgehensweise bei speziellen gesundheitlichen Problemen. Sie stellen den nach einem definierten, transparenten Vorgehen erzielten Konsens mehrerer Experten aus unterschiedlichen Fachbereichen und Arbeitsgruppen zu bestimmten ärztlichen Vorgehensweisen dar. Sie sind wissenschaftlich begründete, praxisorientierte Handlungsempfehlungen. Leitlinien sind Orientierungshilfen im Sinne von „Handlungskorridoren", von denen in begründeten Fällen abgewichen werden kann oder sogar muss. Sie werden regelmäßig auf ihre Gültigkeit hin überprüft und ggf. fortgeschrieben.
Managed Care	Gesteuerte Versorgung entlang der Wertschöpfungskette des Patienten. Kernelemente von Managed Care sind der Einsatz von Management-Instrumenten im Gesundheitswesen, die zumindest teilweise gemeinsame Risikoübernahme von Leistungsersteller und -finanzierer sowie selektives Kontrahieren. Grundsätzlich kann zwischen einer Vielzahl von Managed Care-Organisationen und -Instrumenten unterschieden werden, sodass es sich nicht um ein in sich geschlossenes, einheitliches Konzept handelt. In Managed Care-Modellen wird versucht, den einzelnen Patienten über Zuweisungs- und Behandlungsrichtlinien jeweils der kostengünstigsten Behandlungsform auf einem definierten Behandlungsniveau zuzuführen.
Management	Management bedeutet das Festlegen von Zielen, Zuteilung vorhandener Ressourcen sowie Planung, Aufbau und Kontrolle der für die Zielerreichung notwendigen Abläufe. Ein Manager legt entweder selber die strategischen Ziele der Organisation fest oder übernimmt gegebene höherwertige Ziele, um sie umzusetzen.
Mediation	Beratungsform als Vermittlung zwischen mehreren Konfliktparteien.
Methode	Ist eine auf vorgefassten Erkenntnissen, Annahmen und Entscheidungen basierende, in sich schlüssige Vorgehensweise zur Behandlung von wiederkehrenden Aufgaben.
MDK	Medizinischer Dienst der Krankenversicherungen, eine Arbeitsgemeinschaft der Krankenversicherungsgesellschaften auf Landesebene, die diese in fachmedizinischen Fragen berät, Kontrollen bei den Leistungserbringern durchführt und in festgelegten Fällen Gutachten erstellt.
Moderation	Leitung und Gestaltung von Kommunikationsprozessen. Die Moderation ist dafür verantwortlich, dass ein Kommunikationsprozess den möglichst besten Austausch von Informationen bewirkt. Für das inhaltliche Ergebnis dieses Austausches ist die Moderation nicht verantwortlich, aber für den zweckmäßigen Einsatz von Moderationstechniken.
Morbidität	Krankheitsereignisse einer definierten Einwohnerzahl pro Zeit. Die Morbiditätsrate gibt also die Anfälligkeit und das tatsächliche Auftreten von Krankheiten wieder.
Mortalität	Todesfälle einer definierten Einwohnerzahl pro Zeit.
Motivation	Der Zustand und dessen Erzeugung der willentlichen Gerichtetheit und der Bereitstellung psychischer Energie auf ein bestimmtes Ziel hin. Anderes Wort: Verhaltensbereitschaft.
Multimorbidität	Bezeichnung für das parallele Vorliegen mehrerer Krankheitsbilder bei einem Patienten. M. ist besonders problematisch, wenn sich die Krankheitsbilder gegenseitig bedingen und fördern bzw. wenn Therapien bspw. durch ungünstige Nebenwirkungen erschwert werden. Eine Depression hat bspw. stets auch Auswirkungen auf den somatischen Zustand eines Patienten, schwerwiegende körperliche Beeinträchtigungen können sich auch psychisch auswirken.

Glossar

MVZ	Medizinisches Versorgungszentrum, ein Zusammenschluss mehrerer Ärzte, Krankenhäuser, Apotheken oder weiterer Anbieter im Gesundheitswesen unter einer gemeinsamen Zulassung zur umfassenden koordinierten Leistungserbringung.
Organ	Teil eines ▸ Systems, das als Bestandteil des Systems eine spezifische Ordnung, eigene Funktionen und Kommunikation besitzt. Die Vernetzung von Organen ist wesentlich für das Funktionieren eines Systems.
Organisation	Bewusstes, zielgerichtetes Erstellen und Zuordnen von Regeln für ein ▸ System. Organisation unterteilt sich in ▸ Ablauforganisation und ▸ Aufbauorganisation. Der Prozess der ▸ Selbstorganisation verläuft häufig unbewusst, ist aber ebenfalls erfolgsrelevant.
Pareto-Prinzip	Die Pareto-Verteilung beschreibt, dass eine kleine Anzahl von hoch bewerteten Elementen in einer Menge sehr viel zum Gesamtwert der Menge beitragen, wohingegen der überwiegende Teil der Elemente nur sehr wenig zum Gesamtwert beiträgt. Sie wurde vom Italiener Wilfredo Pareto entdeckt.
Placebo-Effekt	Als Placebo-Effekt bezeichnet man die Beobachtung, dass Patienten auch auf die Verabreichung eines Arzneimittelpräparates ohne pharmakologisch wirksamen Wirkstoff mit einer messbaren Verbesserung ihres Gesundheitszustandes reagieren. Wirkungsvoll sind die psychischen Begleitumstände der Medikamentengabe sowie die Erwartungshaltung der Patienten. Im Rahmen des „Nocebo-Effektes" können ebenso die erwarteten Nebenwirkungen des (nicht vorhandenen) Wirkstoffes auftreten.
Prävention	Maßnahmen zur Vorbeugung einer Erkrankung oder Verschlechterung eines Zustandes. Man unterscheidet Primärprävention, Sekundärprävention und Tertiärprävention. Prävention wird als Verhaltensprävention (gesundheitsförderndes Verhalten) und Strukturprävention (bspw. Vorhalten einer definierten Anzahl von Krankenhausbetten) durchgeführt.
Primärprävention	Maßnahmen der Prävention, die das Risiko von Erkrankungen senken und die angesetzt werden, ohne dass ein konkreter Krankheitsverdacht vorliegt, bspw. Impfungen.
Priorisierung	Das Setzen von Beziehungen zwischen mehreren Aspekten eines Projekts mit dem Ziel, knappe ▸ Ressourcen ▸ effizient einzusetzen. Die Priorisierung erfolgt nach mehreren Kriterien, die möglichst quantifizierbar und offen kommunizierbar sein sollten.
Projekt	Ein Projekt ist ein Vorhaben, das in vorgegebener Zeit und beschränktem Aufwand ein eindeutig definiertes Ziel erreichen soll, wobei der genaue Lösungsweg weder vorgegeben noch bekannt ist. Im Unterschied zum ▸ Prozess macht ein Projekt ständig veränderte Lösungsansätze notwendig, da die gestaltenden Parameter (Ziel, Umfeld, Ressourcen) stetem Wandel unterliegen.
Prozess	Ein Prozess ist die Gesamtheit von in Wechselbeziehungen stehenden Abläufen, Vorgängen und Tätigkeiten, durch welche Werkstoffe, Energien oder Informationen transportiert oder umgeformt werden.
Psychoedukation	Als Psychoedukation wird die Schulung von Menschen bezeichnet. Ziel ist, die Krankheit besser zu verstehen und besser mit ihr umgehen zu können, z. B., indem persönliche Erfahrungen mit der eigenen Erkrankung mit dem gegenwärtigen Wissen über die Erkrankung verbunden werden. Auch sollen eigene Ressourcen und Möglichkeiten kennengelernt werden, um mögliche Rückfälle zu vermeiden und selbst langfristig zur eigenen Gesundheit beizutragen. Die Aufklärung des Patienten über die Entstehungs- und Aufrechterhaltungsbedingungen der Störung bildet in der Verhaltenstherapie oftmals die Grundlage für sich anschließende Behandlungsschritte.

Rehabilitation	In der Kette Prävention, Kuration, Rehabilitation die abschließende ärztliche Behandlung zur Beseitigung von Krankheitsfolgen und Wiedereingliederung des Patienten in ein beschwerdefreies Leben. Unterschieden werden Leistungen zur medizinischen, beruflichen und sozialen Rehabilitation.
Ressourcen	Personal, Betriebsmittel und Materialien, die für die Erledigung der Vorgänge in einem Projekt eingesetzt werden.
Risikofaktor	Ein Umstand in der Person, dem Umfeld oder dem Verhalten eines Patienten, der mit hoher Wahrscheinlichkeit allein oder in Kombination mit anderen Umständen das Auftreten einer Krankheit verursacht bzw. fördert. Risikofaktoren sind bspw. Stress, Umweltverschmutzung, Rauchen, Bewegungsarmut aber auch genetische Veranlagungen.
Sekundärprävention	Maßnahmen der Prävention zur Verhinderung eines konkreten Krankheitseintrittes, bspw. aktives Senken von Bluthochdruck.
Sektor	„Ausschnitt": Als Sektoren bezeichnet man die Bereiche der ambulanten und der stationären Versorgung. Als Sektoren können aber auch die Bereiche Prävention, Behandlung, Rehabilitation bezeichnet werden.
Selbstorganisation	Das unreflektierte Herausbilden von Regeln der Ablauf- und Aufbauorganisation aus einem System heraus. Im Wege der Selbstorganisation werden häufig unternehmensfremde Ziele der beteiligten Personen in das System integriert.
Strategie	Die Vorgehensweise zur Erreichung eines bestimmten ▸ Zieles. Die Strategie reflektiert im Sinne der ▸ Effektivität den Weg; die ▸ Taktik reflektiert, auf welche Weise der Weg selbst zu gehen ist. Strategie ist daher ein typischer Gegenstand der Management-Entscheidung.
Supervision	Die externe Beratung und Hilfe für helfende Berufsgruppen wie Krankenschwestern, Sozialarbeiter, Ärzte zur Analyse und Bewältigung berufspezifischer Probleme. In der Supervision bringen diese Berufsgruppen (meistens in Arbeitsgruppen) ihre spezifischen Probleme zur Sprache und erarbeiten Lösungsmöglichkeiten.
Synergieeffekt	Materieller oder immaterieller Mehrwert, der sich aus der Zusammenarbeit mehrerer Organisationen ergibt. In einem Synergieeffekt entstehen für Unternehmen beispielsweise durch die gemeinsame Nutzung von Ressourcen und durch überbetriebliches Lernen voneinander.
System	Ein System ist eine Entität, die aus verschiedenen ▸ Organen besteht, dessen Eigenschaften sich nicht lediglich aus der Summe der Eigenschaften ihrer Organe ergeben und die ihre Existenz und Funktion, als ein Ganzes, durch die Interaktion ihrer Organe untereinander erhält. Die Basis der Interaktion ist die Verknüpfung und Rückkoppelung von Organen und Prozessergebnissen untereinander. Systeme werden durch die Lehre der Kybernetik analysiert und beschrieben.
Taktik	Taktik ist die Art und Weise, wie ein durch die ▸ Strategie vorgegebener Weg zu beschreiten ist. Messlatte des Taktik ist die ▸ Effizienz.
Team	Arbeitsgruppe, die interdisziplinär besetzt ist und meist eine sehr flache Hierarchie einnimmt. Ein Team verantwortet gemeinsam ein Ziel, das in Zusammenarbeit verfolgt und dessen Erreichung gemeinsam verantwortet wird. Um den Steuerungsaufwand möglichst gering zu halten empfiehlt sich der Einsatz von Teamfunktionen.
Tertiärprävention	Maßnahmen der Prävention von zusätzlichen Komplikationen bzw. Erkrankungen während und nach einer Behandlung. Dazu zählen beispielsweise Maßnahmen zur Infektionsverhütung oder auch Nachsorgeuntersuchungen bei Operationen.
Transparenz	„Durchsichtigkeit" bezeichnet die Eigenschaft eines Systems, nach außen hin seine Funktionsweise erkennbar zu machen. Transparenz in Märkten bedeutet, dass die für das Funktionieren wesentlichen Aspekte von Angebot, Nachfrage und Preisbildung offenliegen und nachvollziehbar sind, um Steuerungen vornehmen zu können.

Wissen	Wissen bezeichnet die Gesamtheit aller organisierten Informationen mitsamt ihrer wechselseitigen Zusammenhänge, auf deren Grundlage ein vernunftbegabtes System handeln kann.
Ziel	Ein Ziel beschreibt einen tatsächlichen Zustand in der Zukunft, der auf eine Verbesserung der unternehmerischen Situation gerichtet ist, durch den Eintritt eines oder mehrerer messbarer Kriterien definiert wird und der objektiven Einschätzung zugänglich ist.

Autoren

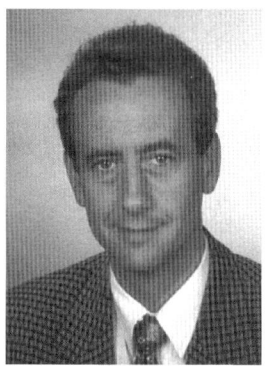

Dr. med. Elmar Schmid

Dr. Elmar Schmid wurde 1957 in München geboren. Er studierte bis 1986 Humanmedizin an der Ludwig Maximillians Universität in München. Seit 1993 praktiziert er als Allgemeinarzt in eigener Praxis in München.

Seinen ersten Kontakt mit der Standespolitik hatte er 1994 als Prüfarzt der Kassenärztlichen Vereinigung Bayern und wurde ab 2000 Mitglied der Vertreterversammlung der KVB. Heute führt er dort unter anderem den Vorsitz des Fachausschusses Hausärzte der KVB.

In der Landesärztekammer Bayern war er von 2003 bis 2007 im Vorstand und führte den stellvertretenden Vorsitz des Ärztlichen Kreis- und Bezirksverbandes Münchens, deren Delegiertenversammlung er seit mehreren Legislaturperioden angehört.

In Bereich neue Versorgungsformen leitet er seit 1998 die GMZ GmbH (Gesundheits-Management Zentral Gesellschaft). Die GMZ GmbH organisiert den sektorübergreifenden Patient-Partner Verbund und hat für diesen mit der AOK Bayern einen umfassenden Vertrag über Integrierte Versorgung abgeschlossen, der von ihm organisiert und umgesetzt wird.

Dr. Schmid war der Mitbegründer der Hausarztkreisbewegung in Bayern und leitete als Vorsitzender den Hausarztkreis Bayern e. V. bis 2002. Seit 2004 ist er Präsident der Deutschen Gesellschaft für bürgerorientierte Gesundheitsversorgung (DGbG e. V.), vormals ViP e. V., und seit 2005 Gründungsmitglied und Vizepräsident der Deutschen Gesellschaft für Gesundheit (DEUGE e. V.)

Als Dozent fungiert er bei der HealthCare Akademie und ist Referent der Euroforum GmbH. Außerdem ist er Mitglied des BMC e. V., im BHÄV e. V. und in diversen Sozialausschüssen. Er war als Autor an verschiedenen Veröffentlichungen, Artikel, Broschüren und Büchern mitbeteiligt. Als Berater für medizinische Versorgungssysteme und deren Managed Care Instrumente ist er selbstständig und für Health System Network tätig.

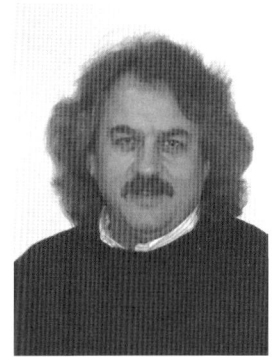

Dr. John N. Weatherly

Dr. John N. Weatherly, Jahrgang 1953, promovierter Philosoph, studierte Geistes- und Erziehungswissenschaften, Psychologie und Management an verschiedenen Hochschulen im In- und Ausland. Er war langjährig Mitarbeiter am Zentralinstitut für Seelische Gesundheit (mental health center for europe) in Mannheim und der Freien Universität, Fachbereich Sozialpsychiatrie, in Berlin.

Er ist leitender Geschäftsführer eines psychosozialen Dienstleistungsunternehmens, geschäftsführender Leiter der Management Akademie Berlin und Director von Health system management Ltd. mit Sitz in Birmingham.

Er ist als Organisations- und Unternehmensberater im nationalen und internationalen Projektmanagement tätig. Schwerpunktgebiete sind u.a. Vernetzte und Integrierte Versorgung, Personalentwicklung und Reengineering in Industrie, Mittelstand, Verbänden und Gesundheitseinrichtungen.

Bei den Gesundheitseinrichtungen lag der Schwerpunkt bei Krankenhäusern, Rehabilitationsinstitutionen, ambulant und komplementär arbeitenden Institutionen wie z. B. Sozialstationen, Rettungsdiensten, Tageskliniken und Tagespflegeeinrichtungen.

Dr. John N. Weatherly arbeitete als Lehrbeauftragter in den Fachbereichen Gesundheitsökonomie, Management und Verwaltungswissenschaft an verschiedenen Hochschulen.

Er ist Herausgeber und Publizist verschiedener Fachschriften und Bücher im Themenbereich der Gesundheit, des Managements Medizinischer Versorgungszentren und Integrierter Versorgung.

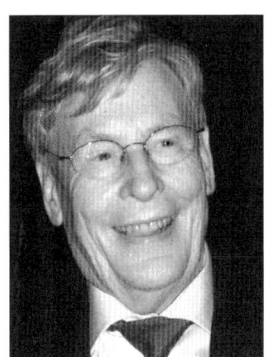

Dr. med. Klaus Meyer-Lutterloh

1952–1960 Studium der Humanmedizin in Göttingen und München. 1965–2000 niedergelassen als Facharzt für Allgemeinmedizin, zunächst in Oberbayern, später in München. 1974–2004 verschiedene leitende Funktionen in ärztlichen Berufsverbänden und ärztlicher Selbstverwaltung auf Landes- und Bundesebene. 1997 Mitinitiator zur Gründung des Bundesverbandes Managed Care e. V. (BMC), 1997–2007 dessen Vorstandsvorsitzender. 1998 Mitbegründer eines Ärztenetzes in München (MQM). 2001 Vertreter des BMC in der Arbeitsgruppe „Integrierte Versorgung" des Runden Tisches im Gesundheitswesen. 2001 Mitarbeit an der Entwicklung des Zukunftsmodells eines sektorübergreifenden medizinischen Versorgungsverbundes „Brannenburger Modell" im Verein für integrative Patientenversorgung (ViP). 2002–2006 Lehrauftrag an der Universität Lüneburg (MBA-Studiengang). 2007 Mitgründer von Health System Network und Präsidiumsmitglied der aus dem ViP entstandenen Deutschen Gesellschaft für bürgerorientierte Gesundheitsversorgung (DGbG). Berufsbegleitende Tätigkeiten als Autor, Referent und Moderator zu Themen des Gesundheitswesens.

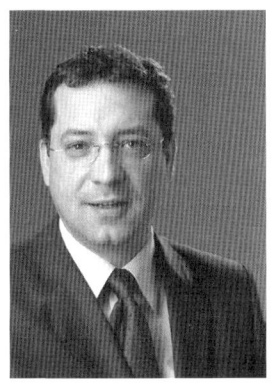

Rainer Seiler

Rainer Seiler, Jahrgang 1966, Leiter des Bereiches Marktstrategie der ratiopharm GmbH, Ulm, begleitet die operative Umsetzung mehrerer Projekte zur Integrierten Versorgung und Medizinischen Versorgungszentren in Deutschland. Er beschäftigt sich seit Jahren mit vernetzten Strukturen im Gesundheitswesen u.a. im Rahmen verschiedener leitender Funktionen in Marketing, Gesundheitsmanagement und Vertrieb internationaler Pharma- und Medizintechnikunternehmen.

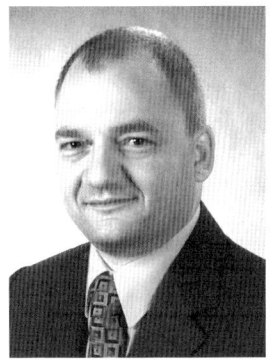

Ralph Lägel

Jahrgang 1964, Manager Gesundheitswesen in der Abteilung Value Management & Business Strategies der Janssen-Cilag GmbH, dem pharmazeutischen Zweig des Johnson & Johnson-Konzerns. Seit 1987 ist Ralph Lägel in verschiedenen verantwortlichen Positionen im Gesundheitswesen bzw. der Gesundheitswirtschaft tätig, so u.a. in zwei Universitätskliniken, als Geschäftsführer einer Entwicklungsfirma für medizinische Software, in einem Modellprojekt der ambulanten medizinischen Versorgung; seit 1997 als Projekt- und Produktmanager in der pharmazeutischen Industrie.